LOCUS

LOCUS

LOCUS

LOCUS

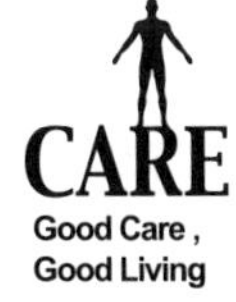
CARE
Good Care ,
Good Living

CARE 01 氣的樂章

作者：王唯工
責任編輯：李惠貞
美術編輯：何萍萍
法律顧問：全理法律事務所董安丹律師
出版者：大塊文化出版股份有限公司
台北市105南京東路四段25號11樓
www.locuspublishing.com
讀者服務專線：0800-006689
TEL：(02) 87123898　FAX：(02) 87123897
郵撥帳號：18955675　戶名：大塊文化出版股份有限公司

總經銷：大和書報圖書股份有限公司
地址：台北縣五股工業區五工五路2號
TEL：(02) 8990-2588（代表號）　FAX：(02) 2290-1658
排版：天翼電腦排版印刷有限公司
製版：源耕印刷事業有限公司
二版一刷：2010年2月
二版18刷：2018年3月
定價：新台幣300元
Printed in Taiwan

國家圖書館出版品預行編目資料

氣的樂章：氣與經絡的科學解釋，中醫與人體的和諧之舞／王唯工著. -- 初版. -- 臺北市：大塊文化，2002.09
面； 公分. --（CARE ； 01）
ISBN 986-7975-50-2（平裝）

1. 經絡　2. 診斷(中醫)

413.16　　91014203

氣的樂章

王唯工　著

目錄

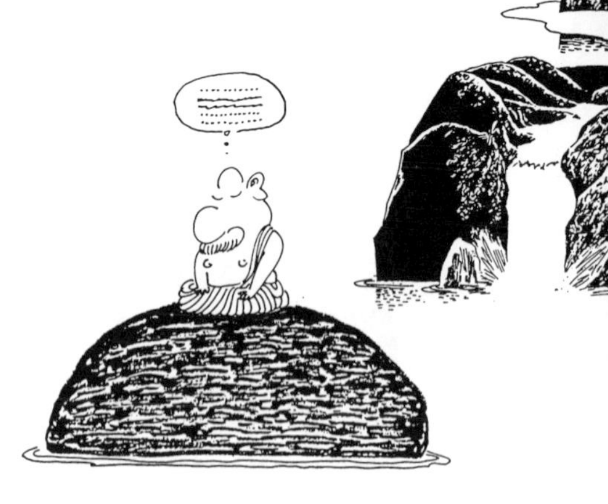

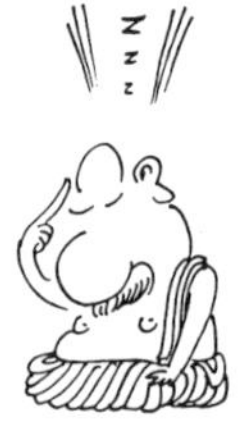

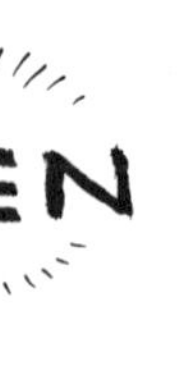

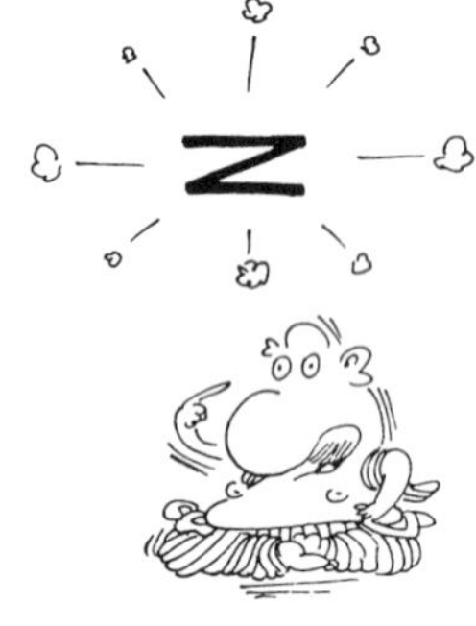

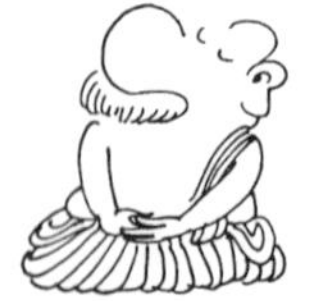

蔡志忠繪圖

破解中醫的奧秘

李嗣涔

王唯工教授是我在台大電機系近二十年的同事，但是眞正與他熟識是在民國七十六年的時候，當時國科會的主委陳履安先生想要推展氣功的研究，在國內學術界找了約十位學者來共襄盛舉，王教授和我大概都屬於「另類」，因此被邀入研究團隊，就在這樣的場合開始有了較頻繁的接觸。當時我只知道他在做中醫把脈的研究，也將把脈的技術用在氣功的測量，但是研究的內涵並不清楚。當時我對氣功一竅不通，也不知道要如何去做研究。直到民國七十七年，我聽說他有一面大鼓，可以幫人把「氣」給震出來，於是到他正式服務的機構——中央研究院物理研究所——去拜訪他，瞭解一下究竟。結果他眞的拿出一面大鼓叫我坐下來夾在兩膝中間，接著「咚」的一聲震得我氣血翻騰，也震開了我氣功研究的契機。根據他的說法，鼓聲有一定的頻率可以與身體產生共振，以激發氣感。我可以感覺到他已爲氣功、經絡、把脈等傳統中醫的精華建立了科學的圖像。其中最重要的就是「氣行血」的共振概念。例如經絡就是某特定頻率血壓力波與周圍組織、神經、器官所形成的一個「動脈共振樹」，氣帶動血延著經絡傳遞，就是血壓力波沿著樹狀結構傳遞的共振現象。

我過去對中醫一向抱持著神秘敬畏之心，也曾經和太太討論過是否要引導大女兒去研究中醫，建立中醫的科學觀以解開幾千年的奧秘。其實一個爭議性的理論是否正確，可以由它的生命力，也就是它解釋其他衍生現象的能力而判斷。接下來的幾年中，我注意到他將把脈的理論商品化，做了不少脈診儀供中醫師們使用，也驗證了很多古書上的治病方式以及中藥的療效。每次碰面的時候，我最喜歡聽的就是他又有什麼進展，又瞭解某些藥物的療效，顯然他的經絡共振理論有生命力，才能不斷的有新發現。

八〇年代初，他又根據共振理論提出了中醫裏「陰陽五行與相生相剋」現象的科學解釋。長久以來，主流科學界對「陰陽五行」的概念是嗤之以鼻的，而中醫裡「相生相剋」的現象只觀察到治療的事實，科學的解釋似乎毫無頭緒。王教授的理論不論是從數學、物理及生理的諧波的角度來看，都非常合理而且無懈可擊。我第一次聽到他的演講時，直覺的反應是「中獎了」，中醫的秘密已經破解了大半，他的理論有生命力，不斷地圓滿解釋衍生的現象，他的理論「一定是正確的」。雖然我的女兒未來去做中醫獲得突破性貢獻的機會已經很少了，我還是感到極度的興奮。接下來幾年，我看到他把血液循環的理論重新推導，發表在國際著名的雜誌上，改寫了近代西方醫學對血循環的了解，也替數千年的中醫開始建立了科學的基礎。他的貢獻以我的判斷是“beyond the Nobel Prize”。

我常想中國傳統文化裡的中醫、氣功、易經到底是怎麼產生的？看了王教授的例子，我相信這些博大精深的文化創自少數另類的人物。終於他決定把他的理論及十多年來的發現寫成書了，我相信這本書將爲中醫開啓一個新的時代。

九十一年八月二日

中國脈學超時代的進步

八十九歲老中醫 馬光亞

中醫脈學，是一門古老的學問，舊的社會多數人重視中醫，認爲中醫看病，病人不必開口講病，三指一按，便知道病在哪裡，提起筆來開方，可以藥到病除。其實，沒有這麼神秘，今日社會一切從新，醫學進步，更不會落後。中醫的脈學，將露出新的曙光。

我臨床五十年以上，沒有幾天不爲人看病，看病第一要辨明病證，病證有陰陽、虛實、表裡、寒熱之不同，臨床觀色問證，得到患者病情之後，要以脈象來作最後的決斷。然後才有把握爲病人開方。故看脈確實極爲重要，我當年學醫，最初讀李中梓醫宗必讀的《四言脈訣》，後來讀李時珍的《瀕湖脈學》，還覺不夠，再去讀張石頑的《診宗三昧》及陳修園醫書的脈訣，張石頑的《診宗三昧》，比較淺顯而深入，易讀易知，他以色脈合爲最可靠的診法，將色脈、脈位、脈象、經絡諸論，說得十分透徹，我認定《診宗三昧》，是一部研究脈學的好書。

最近，我得見一部研究脈學的新書，是研究物理學高深而大有成就的學者王唯工所著，這一部書出現，是中國脈學超時代的進步，他有很好的科學研究的素養，先精通了現代醫學的生理、病理，因發現中國醫學是最佳而能救人的學問，乃特意取中醫的脈學來著實研究，經過長時間的努力，才寫成此一部書。

我數十年臨床，雖對許多疑難病證，能取得一定的療效，但時代進步，我不能以此爲足，要開步向前求進，才能有登峰造極的一日，王唯工的表現，是值得我欽佩而取法的，我要從他的新著中，求取脈學的進步。

王著脈學是研究脈的原理，不是在脈的形象上多費功夫。古人言脈，大都是著形象的考究，八脈、二十八脈、三十脈，不外是在形象上兜圈子，王研究脈的原理，認定「氣」是脈的原動力，李時珍、張石頑等雖曾說過脈是候五臟六腑之氣，但王唯工具體說出「共振」的道理，是更上一層樓了。氣爲血帥，血液循環發生共振的現象，從現象可看出五臟六腑之間相互關係及影響，而認識不同的脈。從古中醫用三個指頭把脈，王唯工發明了脈診儀，只要用一個小片電極片碰觸脈搏，病人身上的十二經脈全部顯示在螢幕上，並可列印診斷書，這是中國醫學在脈學上，進步登上最高的境界了。

我對王唯工的脈學新著出版，證實中醫進步，表示祝賀之忱，特爲之序。

九十一年八月十五日

自序

五十八年前，在對日抗戰中最苦的一年，重慶郊外一個偏遠窮困的眷村中，天微亮，母親自個兒生下了我，二位兄長去請產婆尚未回來。剛死了兩個女兒的母親以自備的用具，勇敢的剪了臍帶。二週的肚臍發炎，沒帶走我的小命，只留下一個大而深的肚臍眼。

小時候，我是過動兒，二歲時，玩小凳子壓碎了睪丸，痛的死去活來，現在總覺得一個大些，一個小些。四歲時，被鐵鎚重擊印堂穴，血灑了一地，好在沒打瞎眼睛，卻換來包拯的黑臉，加上兩眉間的大印記。從此頭部循環不良，也因此治好了過動的毛病。六歲時，由四公尺的樹上掉下來，半小時才醒過來，受了內傷吧，後來左背之天宗，膏肓長出惡瘡，半年不收，癒後結成一寸大小下陷惡疤。八歲時，被石塊擊中右頭部腦空，玉枕附近，血浸半身。九歲時，被毒蟲咬，毒液散佈，全身浮腫發斑，住院三天才脫離險境。

最近研讀中醫及一些命理，原來我的命是日月反背很難養大的，難怪以前算命先生總說「這孩子，過了十歲再來算」。

十歲以後大災大難是沒了，可是印堂、玉枕、膏肓的舊傷都糾纏不去，癩痢頭、鼻炎、耳鳴、頭暈、喉嚨腫大、青春痘……。一直到上大學，眞是要活不下去了，整天頭昏眼花、失眠、鼻涕倒流、齒牙動搖、以口呼吸……。大三時，決定去學太極拳，由此門戶進入氣的世界，漫遊三十餘年。自己體會的最眞切，當脈診的工具第一次使用時，量出了我膽經的循環，到頭上去的血液，是一般人的三分之一。也由脈診的指引，找到了這三個舊傷，不斷的復健。於是氣的研究與腦的開竅，一起並進，一起發展。

這本書的內容，是過去二十年來自我體驗，並與病人、學生一起學習、研究而來的一些心得，大多經過小心的求證，也有些大膽的假設。且就當是漢唐醫學現代化的起始點，一個墊脚石，一個入口站，希望大家踏著前進。

在我研習中醫的過程中，曾多次就教於馬光亞先生、黃明德先生、周左宇先生、魏開渝先生，四位前輩給予我的助益極深，特此感謝。

最後，感謝樓宇偉先生的熱心協助，讓本書順利出版。

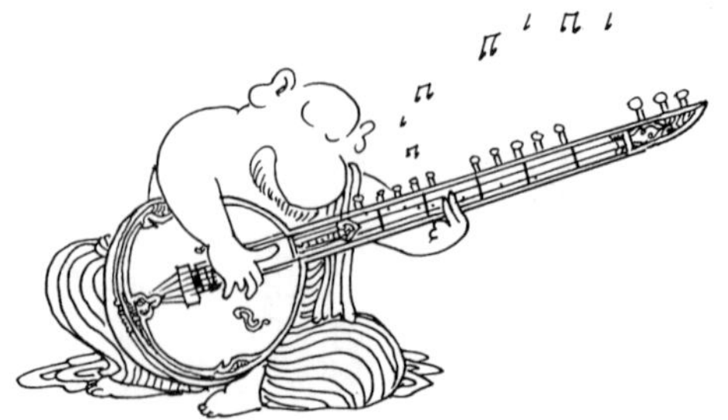

蔡志忠繪圖

前言　現代生物醫學的盲點

近代十大死因多與循環有關

近年來生理教學上出現了一些消長趨勢，血液循環在生理學課本裡的篇幅每年不斷地縮小，神經、內分泌學……等其他課程卻不斷增加。為什麼？這是因為舊的循環理論經過驗證之後，有許多無法自圓其說的部份，所以被引述的比重愈來愈小。但事實上，心血管、中風、糖尿病……等循環方面的現代病，卻是愈來愈多。由此可見現在的循環理論是有問題的，否則不應該如此。

表一與表二分別是我國與美國的十大死因。國人的十大死亡原因與美國相當接近，不過我們的第一名是癌症，而且比腦血管疾病高很多。我們的心臟病比較少，癌症比較多，表示我們的生活環境比美國惡劣。我們的意外事故也比美國多（其實事故多也可以說是環

表一

民國90年國人十大死因		
排序	死亡原因	每十萬人口死亡數
1	惡性腫瘤(癌症)	147.68
2	腦血管疾病	58.82
3	心臟疾病	49.25
4	事故傷害	42.58
5	糖尿病	40.79
6	慢性肝病及肝硬化	23.45
7	腎炎、腎徵候群及腎變性病	18.15
8	肺炎	16.77
9	自殺	12.45
10	高血壓性疾病	7.90

民國90年國人十大癌症死因		
排序	死亡原因	死亡人數
1	肺癌	6,555
2	肝癌	6,415
3	結腸直腸癌	3,457
4	胃癌	2,446
5	口腔癌	1,560
6	女性乳癌	1,241
7	非何杰金淋巴癌	1,024
8	食道癌	999
9	胰臟癌	992
10	子宮頸癌	939

資料來源／衛生署

國人的十大死亡原因與美國相當接近，不過我們的第一名是癌症，而且比腦血管疾病高很多。美國人的第一名是心臟病，相對地，我們的心臟病、腦血管死亡率都還比較少。這可能與雙方的飲食習慣差別有關。

表二

美國地區 2000 年十大死因	
1	心臟病
2	惡性腫瘤(癌症)
3	腦血管疾病
4	支氣管炎、肺氣腫及氣喘
5	事故傷害
6	糖尿病
7	肺炎
8	阿茲海默症(老年痴呆症)
9	腎炎、腎徵候群及腎變性病
10	敗血症

資料來源：*National Vital Statistics Report*, Vol. 49, No. 12

境比較差，代表整個交通環境品質較爲低落）。如果我們把自殺及事故這兩項跟生理較無直接關聯的因素拿掉不看，其他的死亡原因大部份都是由於循環不良造成的：腦血管疾病是循環病、心臟病是循環病、高血壓是循環病，癌症、慢性病、肺炎、腎炎，也都還是循環病。

一般人直覺上可能會覺得有些現代病好像與血循環沒有直接的關係，但如果你仔細想想，就會知道這些病均是循環的問題。譬如爲什麼我們會發生肺炎或腎炎？發生肺炎的最主要原因，是因爲細菌躲在肺裡。細菌爲什麼不躲在別的地方而躲在肺裡？那是因爲肺的循環不好，成了偏遠地區，好比身體裡有一個「梁山泊強盜窩」，壞的東西都躲到那裡去了。

血循環可以說是身體統治每一個器官及組織所使用的工具，血循環裡面包含所有我們進攻、防守所需的物質。當肺的循環變壞時，白血球、抗體無法順利輸入，細菌便容易滋生，因而產生肺炎。同樣的道理適用在全身每個部份——氣管的循環不好，細菌生長容易，就會產生氣喘。

所以，如果我們要徹底解決現代病、遠離十大死因，就必須從血循環著手。

舊的循環理論有問題

基因療法無助於改善十大死因

然而，自從一九七〇年之後，循環理論的論文就漸漸少了，因爲研究不出新東西來。現代生物醫學的主流是基因，科學家們至少做了廿年以上遺傳工程的研究，可是有多少疾病經由這些研究工作眞正治好？

前述十大死因並沒有任何一項因爲基因的研究而有重大改善。十幾年前基因療法開始發展時，大家都希望這些病都是因爲遺傳造成的，希望找到心臟病的基因、癌症的基因、腦中風的基因等等，醫界、專家一直從事這樣的研究。糖尿病方面的研究也非常多，一直想找出到底哪些基因與糖尿病有關。可是到目前爲止並沒有顯著的成果。反而因爲飲食習慣與環境的改變，糖尿病流行率已達百分之七（美國）及百分之三點五（我國）。

因此，對於基因工程，我們應該從兩個方向去想，第一個方向是基因工程學本身有沒有缺陷？第二是基因工程能否治所有的病？

所有的人類基因圖譜在二〇〇〇年的時候就已經公佈了。但所謂的基因療法對十大死因，卻沒有一項有直接療效的。基因療法可以治療甚麼疾病呢？有的，如CNN報導的先天免疫不全症候群就可以治療，但這種病症只是少數人的死因，而且自一九九九年起許多基因療法的研究都暫停了。爲什麼呢？因爲當初研究單位以爲基因治療是風險較低的，所以臨床實驗許可發的很鬆。直到一位年輕病人在賓州大學因而致死的案件發生後，美國食品藥物局（FDA）的看法才趨於保守。以前人工心臟的研究也是如火如荼地展開的，但現在幾乎都中止了。基因療法的結局很有可能與人工心臟一樣。賽雷拉基因圖譜（Celera Genomics）公司創辦人聞特（Craig Venter）先生就在二〇〇一年初離開該公司的前一年宣佈，他認爲未來生物醫學的走向是蛋白質療法（Protein Therapy），眞正可用基因來治的病並不多。長時間以來，在已開發國家的十大死亡原因當中，我們所知道的疾病沒有一個是可以基因療法來治療的。

換句話說，即便我們解開了人類所有的基因，仍有一個最根本的問題要面對——這些基因的功能爲何？好比說縱使我們有台灣兩千三百萬人的名單，可是若不瞭解每一個人的行爲和他所佔的位子及重要性，我們仍然無法得知台灣社會是如何運作的。假使從這份名單中隨便抽一個出來，人數最多的基層公務人員、勞工和農民一定是抽中機率最高的，但是，我們能就此掌握台灣的運作優勢或是發展趨勢嗎？在做基因療法時也是一樣：我們隨機抓一個基因出來，那個基因很可能是最不重要的，因爲越不重要的基因數量越多，越是調控性的基因數量越少。所以，即使我們解開了所有的基因，若不瞭解它的功能，依然不知道疾病發生的問題所在。

根據報導（二〇〇一年八月七日《聯合報》），哈佛大學一位華裔教授劉宗正說，人體共有三萬多個基因，其中兩萬多個與心臟病相關。而他研究的有關心臟衰竭的一個子題，就與二百五十個基因相關！這樣複雜的基因對應關係似乎很無奈地說明了基因療法在土要現代病治療上的不切實際，甚至不可行。

現代科學研究之所以會走入這樣的方向，主要有兩個原因。其一是我們經常都是會做什麼研究就做什麼研究，所以有了基因研究的工具之後，大家就都去做基因研究。其二是循環理論始終沒什麼進步。舊的理論問題很多，新的理論又沒有產生，這便造成循環疾病成爲十大死因這麼久，醫界還找不出解決、治療的方法。

從生命的發展來看，一個生命發育最活躍的時候是胚胎時期，所以假使一個胚胎基因有問題，在胚胎發育的時期就應該會顯現。通常胚胎成長的初期，是危險性最高的時候，也最容易流產。等到小嬰兒生出來、慢慢長大到青春期，基因又活躍一次。假如在這些關鍵時刻都活過來了，怎麼會到二十來歲之後，基因又再出現問題？又怎麼會在中年後產生高血壓、心臟病呢？這是很難令人理解的。一個有問題的基因，應該在他成長期使用得最多的時候發病，怎麼會等到老化之後才有問題？等到六十幾歲生命都快要收攤的時候，才說基因是高血壓的成因，在邏輯上顯然有矛盾之處。

掉了一把鑰匙。
你在找什麼？
不是，在對面的路燈那邊。
掉在這裡嗎？
因爲只有這裡有燈光啊！
那你爲什麼在這兒找？
蔡志忠繪圖

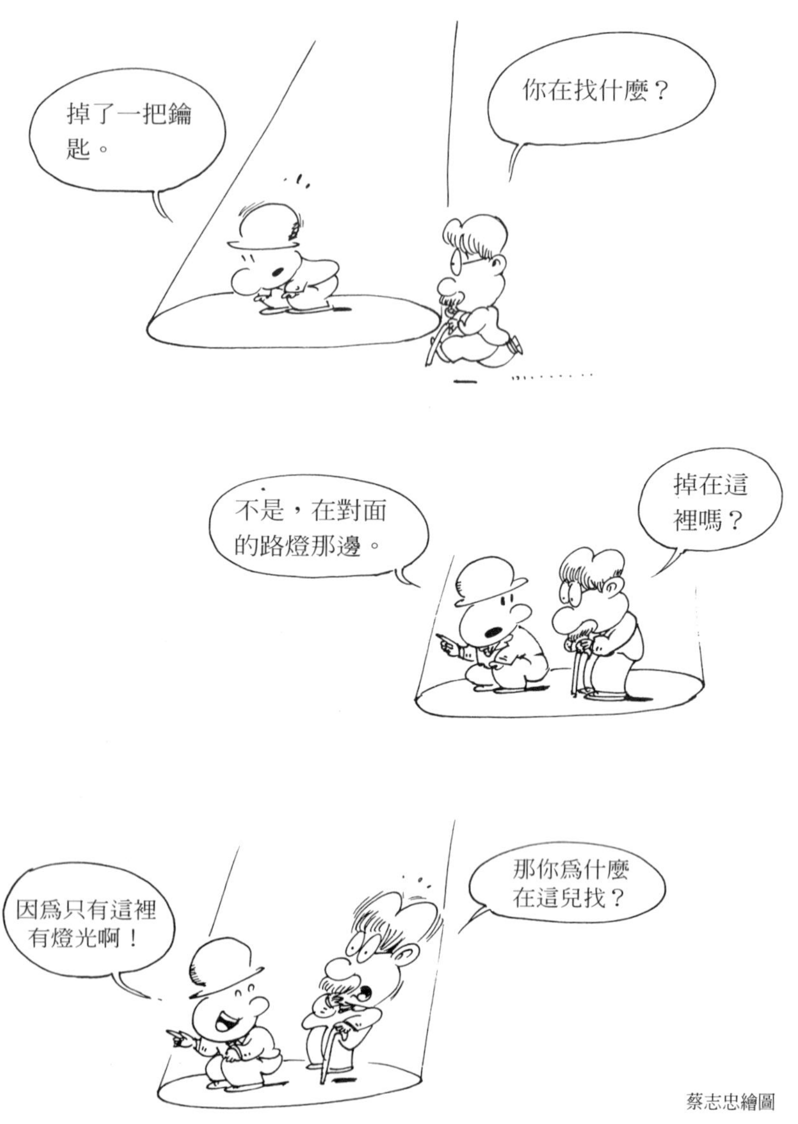

圖一：現代生物學對於排名前十名的十大死因研究，就好比是這漫畫中尋找鑰匙的人的態度；大家只強調基因工程的工具（燈光），對於血液循環引起的疾病存在盲點，而無法找到現代病的病因（鑰匙）。

目前距離以基因治療疾病的目標還非常遙遠，這也是近來所謂的主流醫學、基因工程所面對的最重大的挑戰。

現代醫學對疾病成因的盲點

相關性不等於因果關係

其實糖尿病、高血壓並不是很難治癒的，問題是我們得知道病因從哪裡來。現代醫學沒辦法處理這些問題是因爲還不瞭解這些疾病的成因，並且在基礎知識的建立上有錯誤。一開始的假設就不對，所以只能在枝枝節節上處理症狀，而沒辦法全面解決問題。要探討這些疾病的發生原因，必須對血液循環的生理學，有眞正的瞭解。

我們以高血壓爲例。高血壓的研究在西方進展非常緩慢，一九九九年時，CNN的一則新聞說，打鼾時血壓會升高，是醫學上重大的發現。因爲美國約翰霍普金斯（Johns Hopkins）大學證明晚上打鼾與高血壓有關，也就是說，一開始打鼾，血壓就上升。他們覺得這是了不起、不得了的發現，終於找到一個生理現象與高血壓有直接相關。

假如你懂得我們將在本書中說明的高血壓理論，就會知道高血壓的發生是因爲缺氧，打鼾也是因爲氧氣吸入不夠。這則CNN新聞剛好印證了我們的理論。事實上我們也是基於這個理論治療高血壓的，而且很容易就能理解。血壓高的病因有收縮壓（高血壓）高與舒張壓（低血壓）高之不同。收縮壓高的病因種類較多，但如果能夠清楚分辨循環受阻的病位與病狀，大部份是可以治好的。對西醫來說，最棘手的是舒張壓過高。不過，事實上，按照中醫的看法，舒張壓高的病因比較明確——嚴格說來只有一種（一定是肺功能不對），在治療上雖然並不更容易治，但是比較容易確定病因，治法也很標準。

不論是在生理學書籍甚至醫學書籍上，西方醫學都極少探討高血壓相關的成因。雖然相關研究非常多，卻仍然不清楚高血壓發生的原因。即便從流行病學的立場來看，他們也只知道兩個因子，一個是膽固醇會造成血管硬化，還有一個是三酸甘油高會造成血液黏滯度高。到目前爲止，只有這兩項原因是確定的。至於鈉吃太多導致高血壓的假設，現在大家也開始存疑了。鈉吃太多可能和腎臟病直接有關，但是很難推斷出和高血壓有直接的關聯。由此便可發現，到目前爲止，研究發現與高血壓有關的的生理指標，事實上是少得不得了，所以醫學界才會認爲晚上打鼾與高血壓有關是個重大發現——居然找出了一個與高血壓正相關的生理現象。

國外的研究因爲有循環問題方面的盲點，所以通常是花了很多錢，卻只做出小小的成果。而這個小成果還能上ＣＮＮ新聞。事實上，以「相關性」來做研究是現代人在生物學及醫學上最常用的方式。但是「相關性」不等於「因果關係」，而且還可能造成誤導，甚至對病人產生危險。舉例來說，與年老有關的包括白頭髮、掉頭髮、掉牙齒、皮膚粗糙……等等，但是這些相關性會不會造成人的死亡？這些是造成你老化的原因嗎？現在的生命科學與醫學的研究就有這樣一個大毛病：一直在做相關性的研究，而不是去找現象之間的因果關係。結果就是同一個因造成五百個果，我們找到這五百個果之間的相關性，卻還是找不到原因在哪裡。

現代醫學如此發達，每年發表許多論文，但是我們在學理上好像沒有什麼實質的進展。十大死因名單上的那些病，自古就存在了：腫瘤、腦血管疾病、心臟病、糖尿病、慢性病等，自從有人類開始就有這些病。但爲什麼到了現代會變成比較重要的死因？主要是因爲古人死亡原因中的第一名如急性發炎這樣的病，因爲現代抗生素的發達，而使排名向下掉了，其他的疾病的排名因而向上推進。但是近年來這麼多的研究，對這些十大死亡原因的改善好像並沒有太大的效果。送進墳墓的還是這些病。爲什麼我們依然束手無策？主要是因爲我們只找到了一些現象上的相關性——白頭髮與掉牙齒、白頭髮與皮膚粗糙、老人斑與白頭髮……但這都是老化的結果而不是原因。如果只是做了很多這樣的研究，只是研究結果與結果之間的關係，是找不出發病的原因的。

中醫擅長治循環的病

從中醫角度探索疾病的根源

本書的立論宗旨就是要告訴你所有這些現代病的主要成因——血液循環的惡化。爲什麼這會變成現代疾病的共同原因而無法治療?主要是因爲我們對血液循環的認識不夠,我們所採用的基礎理論不很正確,所以造成了大家一味地重視那個「果」,而忽略了共同的「因」。找到一大堆相關的「果」,但還是不會治那個病。就像打鼾跟高血壓,這兩者之間的相關性在於,會打鼾是因爲呼吸道的循環不良,所以肌肉鬆弛、無力、下垂了,故而造成打鼾,跟高血壓一樣都是循環不良的「果」。換句話說,假使你致力於類似的研究,能找到幾千、幾百個果與果之間的關係,還是不會治病。但是只要你能找到一個因,把它去掉,病就會好了。這個「因」正是本書所要探討的。要治療現代病,我們只需針對一個共同的「因」——血液循環。

既然血液循環的因果無法在西醫理論中找到答案,我們就從中醫理論中探索。事實上,整個傳統中國醫學就是在說明血循環,治循環的病正是中醫的專長。許多西醫無法回答的現象和人體運作的原理,都可以在中醫理論中找到合理的解釋。但是,中醫的「氣」與「經絡」到底是什麼？我們如何證明脈象的存在？如果舊的流量理論已經破綻百出，人體的血液循環該以什麼理論來解釋？又爲何我說治循環的病是中醫的專長？

在中國，脈學已有三、四千年的歷史，卻一直沒有發展出一個理論基礎。沒有到數理化的層次，就不能成爲科學。一九八三年，我放棄了熟悉的神經科學，投入中醫科學化的研究。現在我們已經可以用程式分析出病人是哪裡的血液循環產生障礙，和古書的記載相對照，發現中國人這些傳統的醫理都是對的。更甚者，傳統中醫只能看二十八種脈的變化，我們用數學程式卻能做出幾億種。這是什麼意思？這表示今後我們能夠更精確、更有效率地找出病因，對症下藥。高血壓的病人不必吃西藥吃到胃衰竭、脾衰竭，就能把血壓降低；暈眩或聽力喪失的病人，也許用力敲一敲就當場痊癒，也不需要更複雜的治療方法。很多慢性病、循環病可以由外治改善，病人不須遭受割割補補的折磨。醫療更具效果，病人更無痛苦。

這是一種新的看待疾病與生命的眼界。

接下來的章節中，我會提出我的核心理論——一個新的血液循環理論——共振，並根據我們的研究結果，說明這個理論與中醫、疾病和養身的關係。

第一章我提出了七個有關人體血液循環的問題，包括我們的心臟爲什麼長在離頭頂四分之一的位置？爲什麼不和腦對調，就長在頭頂？按照水往低處流的流量理論，幫浦（心臟）在最高處才好送流量，我們為什麼沒有長成章魚的形狀？人體的任何設計都是有道理的，我們必須找出一個能合理解釋這些現象的新理論。

第二章我以現代科學的眼光簡單地解釋了中醫的「氣」。氣事實上是一種「共振」，也就是人體血液循環的動力。從這個角度，可以回答上一章的七個提問。

我將在第三、四章中詳述所謂的「共振理論」。稍懂中醫的人都知道有時病人胃不舒服，是來自脾的毛病，但只知其然不知其所以然。如果瞭解了經絡與共振諧波的關係，就會豁然開朗。中醫的許多名詞，都有物理學上的意義。我在第三章會解釋血壓與高血壓，第四章則以一個簡單的模型說明器官、經絡、穴道的關係及其各自的功能。

第五章到第七章皆與脈診應用有關。我們一直強調的血液循環重點是什麼？身體中有一個地方血液到不了(缺氧)，疾病就會從那裡發生。第五章我會解釋脈診儀上的幾個指標，如何自脈象獲知人體健康的總報告，哪裡缺氧、血液如何分配。以及所謂循經傳與越經傳的原理。第六章主要談的是如何判斷脈診，如何區氣分和血分的病，如何判斷病程。我們都知道靜坐對身體很好，但是為什麼？這一章也介紹了身體的自動補救系統以及安慰劑效應。第七章廣泛地探討了心、腦、胃、脾方面的疾病成因，包括心律不整、胃潰瘍、更年期障礙、外傷……，都可以循環的觀點來理解與診治。同時，這一章我也談到了五行與相生相剋。

第八章有關我們日常生活中常有的小毛病，以及應該隨時注意保養的一些觀念。胸式呼吸好還是腹式呼吸好？練氣功的原理？鼻病、背痛、感冒、失眠……的病因是什麼？最後提供四季不同的養身之道。

最後，總結是一些假設和推論。我會說明精氣神的道理、運動時心跳加速的極限、胎教與電磁場的影響……。甚至奧運金牌選手爲何容易短命、爲何練金鐘罩對人體不好……，也都能提出解釋。

由血液循環的立場來看疾病，也如任何其他手段一樣，不可能治癒所有的病。所以我們對現象的判斷必須要很敏銳，哪個疾病能不能治，一開始就要很清楚。遺傳性的疾病就不要想用改善循環的手段去治癒。

知道自己的極限，能做什麼，不能做什麼，才是科學的精神。西醫的專長是危機處理，並擅長單一原因的研究；中醫的長處則是在尚未明顯發生重病之前的治療，並且能以脈診檢視出複雜的病因。病的過程不是一下子就跳過去的，而是一個階段一個階段地推進，一點一點地變壞。等到循環的道理都瞭解了之後，一點點的變壞都會看得懂，就容易在疾病惡化之前將局勢扭轉過來。這正是中醫的優勢。

未來，中西醫兩者間如何作一巧妙的應用與整合，有待後人共同攜手努力。

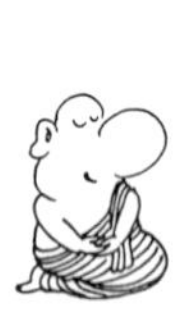

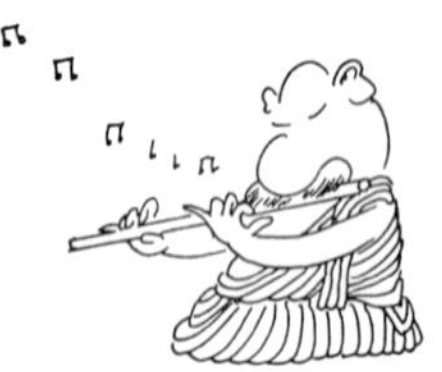

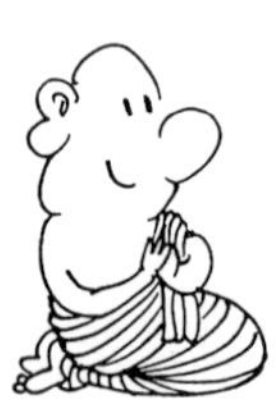

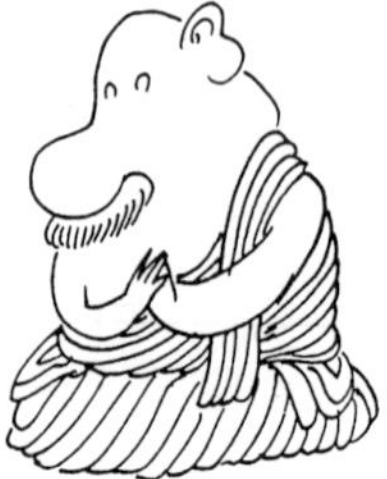

蔡志忠繪圖

第一部

氣

——回到未來的年代

第一章 西醫未解的循環難題

流體力學理論備受挑戰

圖二是一個簡單的循環示意圖：心臟把血液打出來，然後分配到每一個血管去。我們知道，每一個器官都是一坨肉（其實不只器官，假如去看穴道的解剖，連穴道也是一坨肉），裡面都是微血管。而穴道的中心點大部份剛好是在血管與神經進來的部位，幾乎重要的穴道都在這種位置，所以血管是一個系統，穴道又是一個系統。我們的重點是研究這個血管跟相連的一坨肉在循環上有什麼關係。

「假如要將血流過這一坨肉，它的阻力是會非常非常大的。但是爲什麼我們的血能流過去呢？」

身上任何一個地方的肉，血本來是進不去的，但是如果這坨肉與心臟一起搏動，血就

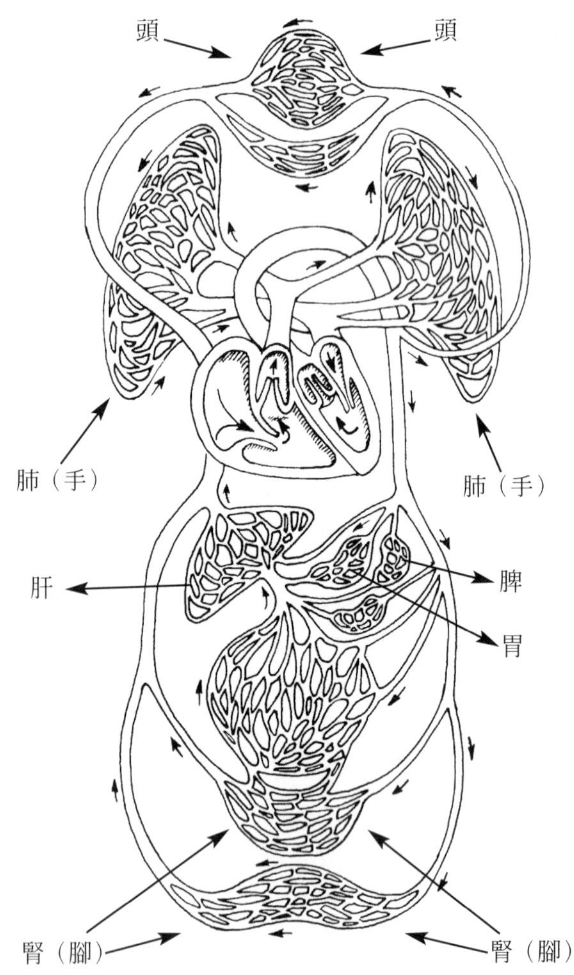

圖二：人體血液循環分佈圖

人體是左右對稱的，腦、肺（手）、腎（腳）都有左右邊，其共振頻率是偶數的，腦是6，肺是4，腎是2。而肝、脾、胃都只有一個，共振頻率都是奇數，肝是1，脾是3，胃是5。

很容易進去。我們在後續篇章中將詳述的「共振理論」簡單說來就是如此。譬如命門（位於人體軀幹背面，肚臍的正後方）是一個穴道，穴道是一坨肉、心臟也是一坨肉，心臟的共振與命門的共振假如是同一個頻率的話，就像是流體連通管，心臟的循環與命門的循環中間會有很強的相關性。所以當你的命門受傷的時候，到心臟的循環也會變差。中醫所說的內病外治的原理與此有關。在所有的穴道中，命門是最重要的，古書也特別提到元氣是從命門來的。從外面來看，元氣（循環的原始推動力）是從心臟來的；如果從經絡跟穴道的角度去看，就是命門對應心臟。中醫古書上的這類敍述大部份是對的。

即使是一台汽車，也會有共振的現象，所以設計汽車時要注意共振頻率不能是在經常使用的速度發生。這也是爲什麼跑車昂貴的原因。如果跑車要能跑到時速兩百公里，車子的共振頻率必不能發生在時速兩百公里以下的速度。假設共振頻率發生在時速一百七十公里，那麼跑車開到時速一百七十公里的時候就會很容易散掉，因爲振動會愈來愈大。生物體也是一樣，內臟如能符合心臟的共振頻率，就會跟著心臟一起振動，所以血管也會一胖一瘦、一胖一瘦的變化，像個小心臟一樣，血就容易跟著進來。

如果器官像一團死肉，身體是很難硬把血擠進去的。人工心臟已經做了二十幾年快三十年了，功率也根據流量理論設計用到了三十瓦特，已經能穩定控制血液流量在每秒幾公升的範圍，但是卻仍不適合使用。因爲血都流不進重要器官，到最後病人會發生腎衰竭、肝衰竭、腸衰竭等現象，末端循環都壞死了。可是我們眞正的心臟功率只有一點七瓦，一點七瓦的功率居然能把血都送進器官中，而且每一個器官都送進去，實在是非常神奇的。根據這一點，我們就可以推論，現在最流行的所謂的流量理論，一定有很大的缺陷。如果我們要問一些問題，現代流量理論是無法給答案的，但是共振理論卻可以。以此爲出發點，你在生理上所有看到的現象，從共振理論都可以解釋得通。可是如果你去研讀現代的血液流體力學——也就是由流量理論發展出的流體力學，怎麼念都還是不會懂血液循環的。

七個當今生理學無法解釋的問題

第一問：心臟應該放在哪個位置？

當我們看到血循環的生理結構時，應該要認眞思考一些重要的問題。第一個問題就是心臟爲什麼要擺在身體的上半部，並且是在頭的下面的位置？如果只是爲了要送一個流量的話，心臟不應該擺在這裡，而最好是在頭頂；生物體最好長得像章魚的形狀，心臟在頭頂上一打，血就可依靠重力而送到所有的肢體上去。身體也都不能有任何轉彎，因爲流量一遇到轉彎，能量就會消失了。所以要長得像一個倒栽的樹，心臟就長在樹根的地方。人在演化的過程中應該都要演化成這個樣子。在演化的過程中，只要多擁有一點點優勢的品

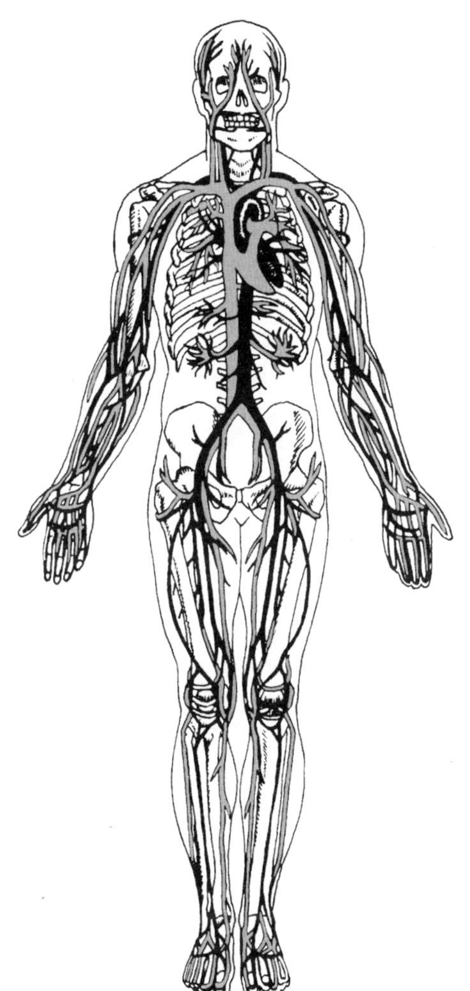

1.爲什麼心臟要放在生物體驅幹上半身1/3～1/4左右的位置？

2.爲什麼主昇動脈要在離開心臟之後轉180°？

3.爲什麼生物體器官與主動脈聯接處都以硬管90°相交？

4.爲什麼生物體都需要舒張壓（低血壓）？（按照動能理論是不需要舒張壓的）

5.爲什麼生物體的心跳有一定頻率？

6.爲什麼生物體的體型大小與心跳頻率成反比？（大象慢，老鼠快）

7.爲什麼生物體能夠運動？爲什麼血液不會迴流？

圖三：目前生理學課本中所教的血液流體力學（Haemodynamics）以動能理論為核心，無法回答上述這些問題，因為它忽略了血液循環中最為重要的血管壓力波位能的共振與傳輸現象，這現象也是中醫傳統辨證論治的基礎。

種就能淘汰掉劣勢的品種，從流量理論來看，章魚型的生物把心臟放在頭頂上比心臟擺身體中間的效率好太多了，所以心臟在身體中間的品種都應該被淘汰而不能生存。

但是爲什麼所有的動物心臟都長在身體中部？而且不是在正中間，而是差不多四分之一的位置，有的五分之一，離頭近一點，離脚遠一點，完全沒有例外。我們要瞭解生命，就要去問這些最基本的問題。任何一個生理結構都有它存在的意義。例如我們的脖子爲何要長這樣？這其實是很笨的設計。背部脊椎骨旁的肌肉都是橫向生長，容易拉動及固定；可是我們脖子的肌肉是縱向生長而與頸椎平行，這樣拉的效率就會很差。但爲什麼頸部肌肉要這樣生長？血管也是如此？脖子如此生是爲了要讓我們能夠大角度的動作，容易看到敵人及獵物。是因爲有這樣的好處，所以在演化的過程中才會保留下來。而脖子的頸椎有六、七節，那是因爲人類的演化過程是從捕獵生活中一路過來的，越高等的動物節數越多。而且脖子上的血管特別硬，否則頭一動就會壓扁了。

古人的死亡原因主要是由於外傷和感染，這也說明了爲什麼我們的動脈要長在靜脈裡面（身體最裡面的是動脈、最外面的是靜脈）。假如動脈長在外面，人被輕輕一砍就會大出血。所以我們才會演化出這樣的結果。爲什麼頭上會長頭髮？頭髮對腦部有保護作用，不長頭髮的人在演化過程中容易被淘汰，這都是有道理的。即使像盲腸——之前被認爲是沒有用的，後來也發現割過盲腸的人比較容易感染疾病。原因是盲腸是淋巴系統——中醫所說的「衛氣」——的一部份，它長在大腸與小腸中間，而因爲大腸裡有很多細菌，因此盲腸是處在一個防守的位置，不讓細菌跑到小腸裡。所以，簡而言之，每一個器官的存在都有它的目的和功能的。

心臟與腦一樣重要，它所在的位置一定也格外重要。若僅僅是爲了維持流量，現在的位置並不是最理想的，腦與心必須換過來，心臟的血才容易灌輸到腦部去。

我們必須深思這類最基本的問題。

第二問：主昇動脈爲何要轉一百八十度？

我們的主昇動脈一出來就打個大彎轉了一百八十度。從流量理論的觀點來看，要讓血液往前流，血管轉彎不但毫無意義，還會造成阻力，因爲所有的動量都沒有了。動量本身是個向量，是有方向性的，血液衝出來就是個動量，如果一轉彎動能能量就沒有了。從這個角度來看，我們老早該滅種了，這樣的設計一點都不合理。而在現實中，一點點的不合理就會造成絕種。

第三問：器官爲何與主動脈聯接角要呈九十度排列？

所有掛在主動脈上的內臟都呈九十度。就向量分析的觀點，九十度剛好沒有分量。所以依照流量理論而言，主動脈的血應該不會流到器官，所有的器官也都不會有血。那麼，爲什麼我們的腎臟、脾臟、胰臟、肝臟……都還活著呢？這些器官通通都呈九十度與主動脈相連，連肺也呈九十度。我們怎麼可能活著呢？

第四問：爲何有舒張壓？

前面已經講過，根據流量理論，心臟最好是在頭頂上，那麼重力位能也不需要克服了，血可以順流而下。然而我們的心臟卻在最重要的器官——腦——的下面，還要把血液往上打。若要保持腦部供血充足，應該把心臟放在頭的上面，並且每個器官就像樹幹一樣，所有的分支都是沒有角度的，以供血液順著流，垂直的話血流不進去。

收縮壓（血液擠向動脈的壓力稱爲收縮壓，俗稱高的血壓）的成因大家容易理解，因爲要把血送出去。但爲什麼要有舒張壓（血液從動脈流出的力量稱爲舒張壓，俗稱低的血壓）？我們都知道，正常舒張壓在七十到八十毫米汞柱之間，要當飛行員就要達到這個標準。但是舒張壓要做什麼呢？以流量理論來看，不但不該有舒張壓，最好還是負的：心臟一壓出血來，外面是負壓，血就可以流得更快。舒張壓是正壓，對心臟來說，就好像一打出血來就碰到了牆壁，完全沒有幫助。

好比我們吸收液體，嘴巴給一個負壓，液體就會流過來，假如嘴巴是正壓，就必須花較多的力量才能讓液體流進來，這是一樣的道理。假如身體及穴道都是正壓，心臟要把血液打到這個腔內，是比較困難的，假如都是負壓，就像在你的嘴裡提供一個負壓一樣，一吸水就流進來了。試想，我們在喝果汁的時候，嘴裡有個馬達在打嗎？並沒有呀！所以如果是負壓的話，液體才容易流過去。換句話說，我們的血管裡也不該有舒張壓才對，這樣血才會自己流過來。血管中有舒張壓，就等於是明明要用吸管吸水上來，卻將氣往下吹。假如有一個往下吹的力量，就必須用更大的力量才能把水打上來。同理，因爲我們身上的血管裡是正壓，舒張壓是正七十毫米汞柱，所以任何東西要流進血管，就必須有比七十毫米汞柱更高的壓力才行。也就是說心臟必須壓到七十毫米汞柱以上才能開始流。從流量理論的角度來看，如此的設計效率一定很差，在演化上應該被淘汰才是。可是，大家都知道舒張壓很重要，舒張壓一旦低於五十毫米汞柱，就必須急救了。這是爲什麼？

第五問：爲何心臟要規律地跳？

另一個問題是，爲什麼我們的心臟要以同樣的速度跳動？這似乎沒什麼道理。假如只考慮流量的話，一下快一下慢應該也無所謂，只要能維持流量即可。當然，也許有人會說維持速度有什麼難？只要有意願就行了。我們可以這樣反問：每天早上叫你五點起床、七點吃早飯，晚上九點睡覺，過這樣規律、一成不變的生活，你願意嗎？假如沒有任何目的的話，事實上是很難做到的。心臟維持一定的速率跳動，背後一定有某些生理的條件在限制它，否則不需要如此。所以在看病的時候，假如你的心跳速率、血壓突然有重大改變，這都表示有大病在身。但是從目前的血流理論來說，心跳應該是隨心所欲的，血夠的時候就跳慢一點，血不夠的時候就跳快一點，與事實不符。我們若要提出一個理論，對這些問題都要有合理的解釋才行。

第六問：為何動物大小與心跳頻率成反比？

第六個問題是，為什麼體型越大的動物心跳越慢、越小的動物心跳越快？從供需的角度來看，大動物需要的血比較多，小動物需要的血比較少，所以大動物的心臟應該跳得比較快，供血才會多，小動物比較小，心跳慢一些沒關係，但為什麼實際情形正好相反？而且更奇怪的是，心跳速率正好與身長成反比，大象的心跳每分鐘約三十下，人類約七十下，狗約是一百二十下（不過也要看是大狗還是小狗），兔子約兩百下，大老鼠約三百多下。以相關係數來檢視，身長與心跳速率反比關係約有零點九七至零點九九之高。從流量理論來看，這個現象很不合理。

第七問：動物如何運動？

最後一個問題是，我們要如何運動？假如心臟打出血來可以流量理論解釋的話，當我們的手臂舉起來的時候，應該會「氣血攻心」，因爲動量是守恆的，血應該繼續往下流，流回心臟來。所以，一蹲下來腦部的供血也應該會有問題。其實一個蹲下來的動作包含了很多的生理反應，有些人青少年時一蹲下來就會眼睛發黑，血壓會不能維持。我們能蹲下來而且還看得見，是很奇怪的事情才對，從流量理論該如何解釋？難道動物應該不能運動，我們應該變植物！另一個問題是，微循環爲何呈網狀？不合理呀！呈網狀的話，很多地方會重覆流。微循環應該像樹枝一樣，流向順而阻力又小。所以說章魚應是世界上演化最成功的動物才是。(不過章魚的心臟也不在頭上，還是在肚子的位置。)

基本上，我們在生理上看到任何一個現象都應該有理由，我們都要去問爲什麼，這樣才會看到它的「因」，而不是只看到相關性。

第二章　氣才是解決現代病的重點

中醫的氣與經絡

血液循環的因果既然無法在西醫理論中找到答案，我們就不得不去研究中醫的氣與經絡。爲什麼這個因果關係還是得從中國人的老學問中去探索？我們先來看看中國的文化傳統。中國文化特別強調「氣」，並且不只是在中醫的範疇裡說「氣」，文化層次上也講究「氣」。

一本談「氣」的書中曾提到中國的「氣」有以下如此多種：

化學方面有氧、氫、氮、氯、氟、氰氣等；

人的行爲方面有勇氣、義氣、和氣、力氣、惡氣、癖氣、暴氣等；

生理方面有元氣、宗氣、營氣、衛氣、精氣、血氣、神氣、心氣、肺氣、肝氣、胃氣、脾氣、腎氣等；

醫學方面有熱氣、寒氣、燥氣、濕氣、虛氣、實氣、鬱氣、滯氣、通氣、腳氣、瘋氣等；

心理方面有正氣、豪氣、邪氣、怨氣、怒氣等；

衛生方面有空氣、清氣、濁氣、香氣、臭氣、穢氣、瘴氣、廢氣、毒氣……等。

「氣」就是生理的功能

對「氣」應該怎麼解釋？我們常說肝有肝的氣、胃有胃的氣、脾有脾的氣、腎有腎的氣，還有寒氣等……。唸過生化的人就知道，消化脂肪的叫脂肪酶（lipase），消化蛋白質的叫蛋白酶（protease），分解DNA的叫DNAase，這些"ase"的意思就是消化前面的東西，這是功能性的定義。我們的老祖宗在定義「氣」的時候也是採功能性的定義。譬如說肝氣就是增加肝功能的那個東西，腎氣就是增加腎功能的那個東西。中國人是實用主義者，著重功能，而不深究機理，有用就好。但是在西方的循環研究上恰好就缺了這麼一塊血液循環功能性（氣）的研究。

五味與五氣：營養與功能

中國人把「氣」看得有多重要呢？《內經》上說：「天食人以五氣，地食人以五味。

五氣入鼻，藏於心肺，上使五色修明，音聲能彰，五味入口，藏於腸胃，味有所生以養五氣，氣和而生，津液相成神乃自生。」意思就是說我們吃的東西又有氣又有味。中國人把「氣」看的很大。所謂的氣和味，味是屬於物的本質，就像我們一定要吃像氨基酸、脂質、葡萄糖及各種營養素等營養物質，這是屬於五味的部份。但是只有五味是不能讓身體工作的。假如只要有五味就能讓身體工作，豈不是把那些營養物質堆在一起就可以變成一個人？當然不是。所有的東西都得在正確的位置上，然後要有氣去運轉，把所有的功能發揮出來。所以「氣」可以從功能的角度來看。「氣」同時也是國父孫中山先生所說的「人『盡』其才，物『暢』其流」兩個動詞之義。

「味」則是從材料來看。人必須把所有的營養吃夠，入口以後藏於腸胃，才能發揮功能。這也是為什麼有一些出家人吃純素，吃到後來身體壞掉。通常吃素的人至少要喝奶類飲品，所以釋迦牟尼佛修煉成佛之前喝了羊奶才有活力靜坐入涅盤。人體必需的氨基酸有二十三種，但植物中只有二十種，純素的食物裡少了三種，所以純吃素的人五味一定會少。因此，雖然和尚的「氣」修得很好，還是有可能會生病。所以若要吃素的話，一定還要再吃蛋及發酵的東西。如果連蛋都不吃，至少也要喝牛奶或羊奶、味噌湯及豆類食品。這樣再加上身體內的細菌，便能將缺乏的那三種氨基酸製造出來。因此，在治療一些和尚等素食者的病的時候，可以請他們回去喝味噌湯、喝牛奶。那時候用治氣的方法是無效的，要用治味的方式。營養不良的話，怎麼練氣也練不回來的。就像遺傳性的疾病，無法用改善循環的方式治好，營養不足也是。例如維他命A不足會造成夜盲，天天練氣還是會夜盲。所以五氣是五氣、五味是五味，並不是所有的東西都與氣有關，循環並不能治所有的病。遺傳的病是沒辦法從氣著手的，後天的病則我們較有把握治療。因爲人從胚胎開始直到發育出完整的生殖能力，既然都可以順利的成長，就表示基因上沒有殘缺，後來會生病，是因爲功能無法發揮、後天的循環障礙所造成的。

舉例來說，章孝嚴、章孝慈兩孿生兄弟，同卵雙胞、基因相同，兩位的生活也都很好，不可能營養不良。可是章孝慈先生因爲高血壓而去世了。他生病時說過曾被棒球打到頭，所以是受傷造成的，並不是遺傳。這就是中醫說的「外感邪氣」，因爲並不是所有的病都是從內發生的，而是本來的功能被打壞。但是壞掉的時候卻可以從「氣」看出來，初打壞的時候是功能壞掉而物質都還在，就等於一部汽車引擎等都在，不過活塞卻運轉在不對的軌道上。人的胃都還在，只是功能不對了，「氣」就沒了。瞭解這個道理就能從「氣」判斷病因。

所以我們在判斷一個生理或病理的現象時，先要瞭解是遺傳還是後天發生的？這胃病是營養不良還是胃氣不足？以台灣現在的生活而言，營養不良的病人應該不多，大陸陝甘高原等地才比較可能有這樣的病人。所以武俠片中黃飛鴻治病時開藥如下：「雞蛋半打、瘦肉半斤」，就是在治營養不良。也許有人會問：吃飯可以治病嗎？我會說飯是天下良藥，所有由飢餓而引起的病吃飯就會好了。我們現在強調的雖然是「氣」，但並不是說五味缺乏就不會生病，只是處理「氣」的病是我們的專長。要用己之長，不要用己之短。治五味不足的病，我們也不必開更奇怪的方子，就叫他回家補充營養就可以了。有了營養之後再觀察還會不會生病，這才是我們所要看的「氣」。

元、宗、營、衛四種氣的生理意義

中國傳統醫學講「氣」的時候分的很細，主要有四種：元氣、宗氣、營氣、衛氣。元氣（又稱腎氣、原氣）來自父母，是先天之氣。命門者爲元氣（循環原動力）之所繫，元氣則運行於三焦。中醫的三焦（上、中、下三焦，也就是頭、軀幹與下肢全身的合稱），就是廣義的循環系統。後天之氣得之於飲食與自然界之清氣，通過脾、肺、心等臟腑的作用，又轉化爲宗氣、營氣、衛氣。宗氣出於胸中，是飲食水谷所生化之氣與吸入之新鮮空氣結合而成，是一身之氣運行輸佈的出發點，主管含有氧氣的血循環。營氣爲宗氣貫入血脈的營養之氣，行於脈之中，又稱陰氣，主管血液中養分的運輸。衛氣是宗氣宣發於脈外的氣，又稱陽氣，行於脈處，散佈全身，爲防禦外邪的抵抗力。

當我們肺功能不好時診斷上就叫「宗氣」不足。中醫理論中的元氣，就是指命門之氣，也稱中氣，走三焦包含整個循環系統。營氣是營養，衛氣是免疫能力。而「中氣」不足則是指心臟的功能不佳。

中氣（元氣）——循環負載的系統表現

不過中氣並不能簡化爲僅僅只是心臟功能。我們的整個循環系統是由心臟和血管系統共振所構成，所以心臟功能足不足，要看負載有多大。就像台電發電，所謂電力不足，主要是用戶太多。假如用戶少或大家都省電，也許就沒有缺電的問題。所以治病最有效的方法就是減重，問題只是減得了減不了。核四發電廠要不要蓋？假如大家都不用電，那當然就不用蓋了。但是要不要用電，還牽涉到另一個層面的問題：要不要經濟成長？要不要再發展？當然身體的成長是有限的，跟經濟成長的問題並不全然相同，不過，中氣仍是全身循環系統性能好壞的指標。

我們若以現代科學眼光來看，這些到底是什麼意思？根據我們的研究，命門的「氣」與冠狀動脈有直接的關係。很多心臟萎縮或衰竭的病人，直接是命門受傷的結果。這是因爲流到心臟的循環與命門的血液循環共振狀況相關，所以當命門受到壓迫、命門不鬆時，會直接影響到心臟。

以太極拳練功爲例。要練功就要鬆跨、鬆命門，練功第一個要求就是放鬆，鬆的意思是不要壓緊，通常命門受傷或是歪掉，骨頭的位置會不對。在命門部位應該要摸不到骨頭，假如彎到骨頭都凸出來可以摸得到的話，對心臟的傷害是很大的。

經絡的源起仍然是個謎

中醫的文獻像是《內經》，歷史都有兩千年以上。我們現在還沒有將所有的經絡研究透徹，雖然眞正證明了經絡的存在，也只做了幾條經脈。我們現在作研究，是從古書上畫出的結果來看經絡的位置，而不需要一一去找。但是，古人是如何找到這三百六十多個穴道、十二條經絡的？就像週期表中的一百多個元素，也不是一下子跑出來的；五十年前的週期表、四十年前的週期表、二十年前的週期表，都不一樣，元素一定都比現在少。又如所有的營養素如氨基酸、維他命等等，也都是逐一被發現的。同理，身上的經絡穴道也應該是一個個地找出來的才對。但是我們在中國古籍中卻看不到經絡的研發過程，看不出哪個經絡先被發現出來。這是個考古的題目。每回遇到考古學家，我都很想問他們這個問題：「經絡是如何找到的？是不是神農氏告訴我們的？」以前可能有很多像黃帝、有巢氏、伏羲氏、神農氏這樣的智人，甚至更進化、更聰明的人種，只是後來混種或絕種了。目前在考古上有這樣的觀點，我們對中國文化也有這樣的感覺。所以我有些相信「上古有眞人」這句話。大陸的說法是：黃帝、炎帝綜其大成，而研發階段則歷史上已經失傳。我們拿到的就像現在的內科醫學等，已經是研究的結果了。

外治經絡內實五臟

中醫比較強調外治，也就是從體表的經絡上治病，而不強調針對臟腑的直接內治。事實上外治比內治有效，吃藥也大部份是外治，也就是歸經，而不需要開刀到內臟裡面去割割補補的。外治經絡、吃藥歸經就非常非常有效了。中醫在理論的運作上很強調外治，強調身上經絡穴道系統與內臟的關係，所以只講心經、不講心臟。中醫所稱的命門就是心臟的循環，在治療心臟疾病時，如果命門有傷就要從命門下手。三焦或上、中、下焦事實上就是人體的所有血管。

在解剖學上，如果從經絡系統及穴道系統來看元氣，就是命門與三焦（由能量或氣的觀點），從循環系統來看元氣的話，就是心臟跟循環（由血液或結構的觀點）。所以中醫說元氣從心臟而來，這是非常重要的。宗氣就是血裡面所含的氧氣，是從肺去交換的。營氣是脾胃運化的水穀，是經過腸胃消化的營養。衛氣是衛在脈外、防禦外敵，就是你的抵抗力，像是白血球、殺手細胞、免疫球蛋白等等。而且古人也知道這些免疫物質都在脈外，是在你的血液及體液之中，而不是脈中，並且分佈在腠理中、鼻腔、口腔等處，這些是衛氣所在。

從這裡可看出，在那個時代，我們的老祖先對循環及生理學的運用已有相當的瞭解。營氣主要是在血裡面輸送的營養，紅血球是送氧氣的，應該算在宗氣的範圍，白血球是在衛氣的範圍，淋巴系統也比較屬於衛氣的範圍，是在脈外，像淋巴結等都是在脈外。所謂脈外，就是我們在脈診上看不到的部份。古人不特別重視淋巴系統，淋巴系統是屬於防禦的功能。在古人的理論裡面，我們只能看到脈能呈現的東西，像命門、心臟功能等。其他如肺功能、營養、抵抗力等，只能間接看到。

氣就是一種「共振」

西方研究循環理論的學者認爲循環系統控制的是血液流量，而血是利用動能往前衝的。但事實上血液循環中的動能只佔總能量的百分之二，演化過程中會有這麼沒效率的設計嗎？身上只有百分之二的動能可以利用來支持血液循環，剩下百分之九十八是位能。爲什麼？我們必須要去深究這些基本的問題，才能跳出西方循環理論的窠臼。

位能是血管壁上的彈性位能，如果認爲彈性可以促進血液流動的話，就要能提出一個機制。現在西方學者所提出來唯一的機制就是流量理論，位能對他們來說是沒有意義的。事實上主昇動脈一百八十度的轉彎就是爲了將動能變成位能，並沒有維持動能。要維持動能事實上是很難的，就像打棒球，球飛過來時你必須以兩倍以上的力量才能把球打回去，而且無法保證與原來一樣的速度。主昇動脈並沒有辦法提供這個力量。所以它只是擔任把心臟打出的動能轉化成動脈血管上共振的位能——「氣」——而已。

氣感與神經

中醫理論中有一些所謂的「氣感」效果的說法，例如「燒山火，透天涼」。像這類的變涼變熱的機制為何？當人體循環從好變成不好的時候，其過程會有從癢、酸、痛變成麻、木的五個階段，所謂的涼熱只是在這些過程裡面的另外兩種感覺。在這五個狀態裡，當我們用針灸來調整循環的時候，人體部位就可能會從一個狀態跑到另一個狀態，例如第三跳到第四或是第四跑到第三。這些麻痛癢是從何而來的？為什麼會有麻、痛、癢的感覺？當然是從神經來的。什麼樣的神經會讓你癢？什麼樣的神經會讓你痛？我們要這樣去想問題，不能只是認為酸麻脹痛是針灸的針感。如此不可能找到問題的根本。我們所有的感覺都是從神經來的，但是神經為什麼要給我們這種感覺？神經有沒有感覺？我們必須要探討這類問題。人的神經有大條的、有小條的，如 α、β、γ……等由大到小的種類。人一開始缺氧時，第一個不工作的神經一定是最小條的，因為要它維持它的細胞膜電位最困難，所以第一個不工作。接著愈來愈大條的神經才開始反應。等到痛、癢感覺都沒有了，運動神經還是會工作，因為動作都是由大條神經在主管的。等到神經完全都不會動，那就嚴重了，表示連 α 神經纖維都無法動作了。在缺氧狀態下，一定是小條的神經先開始失去功能。從這個角度去想，才能想到事情的根本，光考慮酸麻脹痛是無法解決問題的。

至於中醫針灸時能讓穴道的感傳上行或下走，是何原理？感傳是你神經的感覺，而不是實際的現象。譬如說我把手壓著，過一會兒我的手就會開始發麻，這是爲什麼？這並不是因爲壓迫到神經，而是神經本身開始缺氧而沒有功能作用了。所以當你麻的感覺在跑的時候，可能只是缺氧的狀況在蔓延，跟我們所謂的「氣」不一定有必然的關係。針灸有效的「氣感」只是一種感覺到的現象。而且每個人的感覺不同。通常循環功能越在邊緣的人——也就是有點差又不太差的人——感覺最強。中醫氣功所講的「得氣」，是指人體對於能量在身體上的感覺，但不見得一定是酸、麻、脹、痛哪一種。

中醫針灸所謂酸麻腫脹的感覺，每個人都不太一樣。如果針對了，這些感覺應該循著經絡走。至於說酸麻脹痛哪種感覺比較好，則沒有定論，本身也沒有意義。譬如說一個部位開始生病的時候，是有幾個過程的，一開始有一點點癢，是缺氧的開始，再來會感到酸，缺氧更厲害了，再過來是痛，接著再惡化就麻，麻又比痛更嚴重，最後是木，則沒有感覺了。有時醫生治痛的時候一個不小心，將病人往麻木治，病人會以爲治好了，但事實上是循環更差。有一些病要治好是從麻木往回治，所以剛開始治的時候會痛得要命。這種情形就要先跟病人說明，會痛是因爲缺氧的關係；神經接受體的細胞膜電壓要維持，可是缺氧的時候細胞膜的電壓無法維持，會一直往下掉，最後細胞膜電壓不能維持而根本沒有了。所以一旦把血循環弄回來，第一個反應就是細胞膜電壓立刻恢復正常，因此有很多地方本來是不會痛的，可是你越揉就會越痛。因爲神經的反應回來了——細胞膜電壓回來了，回來後就開始有反應，有反應就會開始痛。痛覺本來是我們身上的一種防禦功能。這也是德國人之所以喜歡在身上貼一塊辣椒膏的緣故，哪裡酸痛就貼在哪裡。本來酸痛的地方不摸不會痛，因爲已經感覺麻木了。可是一貼上辣椒膏，患部就會被刺激，血循環就會恢復。本來痛的目的就是要讓血循環恢復，好像派出所所在地，是一種警告系統，在問題出現的時候指示身體派兵遣將過來。如果我們連這種能力都沒有，麻煩就大了。

先天基因與後天氣血

到目前爲止，基因是無法改變的，基因是包在細胞內的細胞核之中，臨床上有一些特殊案例可被治好，但是並不是所有基因病都能由基因治療，或是必須由基因治療。例如先天免疫不全症，當然是先天少了一些免疫能力，假如我們讓病人的循環變得比較好，他的白血球便可以補償部份的抗體不足，那麼感染疾病的機率就會變得比較小，但這並不代表我們可以把病人少掉的那些免疫球蛋白補起來，而是因爲白血球是廣效的消炎劑，沒有特異性，看到細菌就會吃，所以只要把循環維持得很好，白血球就能到處去。我們並沒有辦法治療基因，可是能讓病患感染疾病的機會降低。

所謂基因的病沒辦法治好，是因爲基因少了一段，沒有辦法補回去。現在西方醫學已經能夠將一段基因包裝之後打回細胞內，但是療法還沒確認。如果給你吃點中藥、針灸針灸，使得循環變好，難道基因就會因此長出來嗎？這當然是不可能的。只有在疾病是因爲身上某些細胞缺氧造成沒有功能而不是缺乏某段基因的時候，我們才有辦法治療。「科學」就是要知道自己的極限在哪裡，能做什麼，不能做什麼，都要定義的很清楚，否則就不科學了。要知道補氣是不可能治療營養不良的。沒有維他命還是非得吃維他命不可。當然有些維他命身體自己會製造，那些身上不會製造的，例如特定的氨基酸，還是一定要吃進去才行。

每一種病都一定有它的來源，我們能處理的是後天的、氣血的問題。把十大死亡原因搬出來看，幾乎都是這類的疾病。有人說自殺與意外也跟循環有關，是因爲腦部循環不良才會想不開。從這個角度來思考，憂鬱症是腦部循環不良缺氧所造成的，意外也是，缺氧打瞌睡就可能會撞車。假如身體狀況好好的，開車應該不容易撞車。所以說十大死亡原因都與循環有關也並不過分。我們能長大成人，就應該不會有什麼嚴重的遺傳病。所以過了十五歲來看病的，應該大多是後天的疾病。十五歲以前的疾病我們不敢說，像是早老症、免疫不全症等，通常活不到十五歲，等過了十五歲才來找醫生看病的，好的中醫應該都要會看，至少能不讓病人惡化。

分辨可用循環改善的現代病

有關內分泌或神經方面的疾病，其實也可以循環來解釋。很多練功的人練一練口水或眼淚變多，是什麼原因？口水是腺體分泌的一種，口水變多是因爲身體到唾液腺的循環變好，眼淚多也是因爲到淚腺的循環變好了。同理，如果糖尿病的病人是因爲到胰臟胰島小體的循環不佳，治療這種糖尿病就必須先改善到胰臟胰島小體的循環。如果一個成人本來沒有這種糖尿病，是因爲身體變差以後才發生，就表示這並不是遺傳的疾病，而是沒有足夠的補給品來供應，所以製造不出足夠的胰島素，甚至無法維持自己的生存。這時候只好每天打胰島素來提供身體所需。

國父說：「貨暢其流，人盡其才」。「貨」與「人」是基因提供的，而循環是提供動作的「暢」與「盡」之工作。譬如說色盲，是因爲感光小體中缺乏一些色素，所以怎麼進行後天的治療也沒有用。有一些中醫聲稱能治色盲或說針灸能治色盲，這是不可能的。頂多能治因爲循環不好造成的色弱，或是缺乏維他命A的夜盲症、近視、老花眼等。我們的傳統醫學治療疾病是有其一定極限的。譬如說糖尿病患者如果施打胰島素已超過兩、三年再來看中醫，就太晚了，要是在施打前兩年來，或許還有救。一旦循環不良的時間太久，所有的胰島小體都沒有了，也就沒辦法由血液循環下手來治療。

我們很難證明高血壓的遺傳性因果，但是胰島素的結構不對就很有可能是遺傳因素造成的。每一種賀爾蒙都有其特定的蛋白質，是由基因決定的，而高血壓並不是因為身體裡少了某一樣東西，只要打進去就會改善其症狀，所以高血壓不應是遺傳造成的——至少不是少數基因直接造成的。

血液循環的週期現象

心臟搏動輸出的時候，事實上是打出一個脈衝。在每一個心跳週期中，血液眞正由心室搏出到主動脈的時間約零點一至零點二秒。仔細分析這一個脈衝，它是各個經絡的頻率都有，也就是各個諧波都有，只是比重不同，這是頻譜分析的基本結論。而調整心臟基本搏動，就可以調整各個頻率的分量組成。在心臟搏動血液進到我們的主動脈時，主動脈內的低血壓為舒張壓。換句話說，心臟內的血壓是零到一百二十毫米汞柱，進入主動脈之後低血壓上升為七十毫米汞柱，而高血壓不變。這是一個很奇怪的現象，如果用現代醫學流量理論的角度來看，它是很難理解的。

動脈循環的收縮壓不降反升

我們可以用一個彈性管的系統來模擬和解釋，這是循環系統內一個很基本的現象。在模擬系統中，我們也可以讓彈性管中的低血壓升高，而高血壓保持不變。但是在近代醫學所有的循環生理學裡，都沒有詳細地討論。假如心血管系統的基本行爲是像自來水輸送系統一樣的流量分配系統，那麼高血壓應該慢慢降低，而低的血壓保持不變，也就是一直都是零。但是實際上並非如此。心臟打出的脈衝進到主動脈後產生血壓波，它的各個頻率特性才產生。而且在往下游動脈傳播時，它的頻率特性會慢慢修改，所以在動脈中看到的是舒張壓幾乎保持不動，但是收縮壓不但沒有降低，反而會慢慢升高。爲什麼會如此？這也是發展一個循環理論所必須要去解釋的問題。

血管粗細，不影響舒張壓升高

假如血液的傳送像自來水一樣是一個流量分配系統，那麼粗的管子血壓就降的慢些，細的管子阻力大，血壓就降的快些。粗的管子內液體流動比較容易，所以血壓降的比較慢；細的管子內液體比較不容易流動，所以血壓降的比較快。但是低的血壓會不會升高呢？假如你是以「壓力只是爲了讓流體通過管子」的概念來看問題，對於上述現象不會有新的發現。如果要用一個物理模式來描述循環系統，就必須要能全部解決這些問題。

右心房心室也影響動脈血壓波

心房跟心室之間是由瓣膜隔開，而左右心之間又是由心臟中隔和肺循環隔開，主動脈內血壓波只有在動脈瓣打開時才受左心室的影響，所以動脈血壓波基本上並不直接受右心室及心房的影響。但是右心室的血壓波形會影響到肺臟的血流量，進而影響氧氣之交換效率。而右心室之血流量與流進左心室的流量是一致的，所以也會影響左心室的收縮動作和輸出之波形及搏出量。這就是心臟靜脈回流對於動脈血壓波的影響。有一些動物只有一心房一心室，或兩心室一心房，但它們的動脈血壓波的波形，跟我們人類基本的特性相類似：主動脈血壓波是心室和主動脈交互作用的影響，循環位能分配主要也與這兩個系統直接相關。

靜脈回流不足即「心腎不交」

血壓在血流到微小動脈時才降下來，一直到靜脈還有一些小小的波動，慢慢地才平緩下來。所以靜脈血回流的作用力主要靠的是肌肉的運動，由瓣膜引導回右心房。假如人體都不運動，血液怎樣回流？這裡有一個重要的觀念，就是中醫所謂的「心腎不交」。中醫治療高血壓或夜晚失眠的問題時，會說「心腎不交」。但晚上睡覺時沒有肌肉運動，靠什麼力量？就是靠動脈的壓力波。

所謂的壓力波是指整個血管，包含血液的脈動。而由於動脈和靜脈是相伴而生的，所以動脈脈動拍打收縮靜脈，配合靜脈瓣就會造成血液回流。從演化和生理功能上推論，動靜脈相伴而生，除了促進靜脈回流之外，體表側是極低血壓的靜脈，也有保護內側極高血壓的動脈的作用，降低受傷大量出血的危險性。

而我們到腳上的循環是以腎氣爲主，所以當腎氣足夠時，到達腳上的動脈脈動，還是會拍打它鄰近的靜脈血管，讓血液回流。當腎氣不足時，傳送到腳上的壓力就不夠，振動就不夠維持足夠的心臟血液回流，就不能滿足史特林定律（Starling's Law，心臟的收縮效力與心肌拉長的程度成正比）的要求。換句話說，心臟血液回流不足，心室充血不足，就無法完整的心臟收縮。就像沒有拉滿的弓箭就射不遠。所以腎氣虛的人最好的方法就是多走路，多走路腎氣就回來了，心腎不交就解決了。但是問題並沒有那麼單純，晚上睡覺時我們的腎氣還是不足。我們睡覺時頭跟心還是稍高於腳，腎氣不足時靜脈回流就不足。所以雖然心臟很用力幫浦，可是血還是打得不夠，氣血還是不足，這就是中醫說的「心火旺」。心臟用很大的力氣做功，可是做的都是虛功，最後心臟很累、很累，氣血還是不夠。這時就必須腎水來救。我們老祖先所講的中醫都有深層生理學上的意義。事實上，中醫對循環系統的瞭解遠遠超過現代的生理學。

血壓波形與共振能量匹配

在主動脈中越往下游，動脈血壓波越尖，這是因爲它的頻率組成有了變化。上游的動脈血壓波雖然比較矮胖，但是其總面積仍然比下游的尖高動脈血壓波來得大，也就是其平均血壓較高。這個頻率組成的變化原因，是來自於每一個器官或經絡都有其特性頻率，在它和主動脈耦合共振時，能夠耦合出一個新的頻率。中醫書上說：「清陽發腠理，濁陰實五臟」，就是說動脈血壓波在身體內部五臟都是低頻（濁陰）的，愈往外傳播就越多高頻，亦即越往周邊，體表（腠理）的高頻（清陽）組成相對也就越多。在體表的都是奇經八脈，屬於三焦經，整個腠理是一個共振腔，都是高頻的共振波。走內臟的小血管因爲經過內臟再分支，所以主要跟內臟同一個共振頻率。走體表完全沒有經過內臟的小血管，主要就是三焦經。

前述心臟與血管的共振，它們基本上不是一種心臟與血管能量的交互傳遞，而是一種共振狀態。以無線電台爲例，基本上只要收音機端頻率調對了，並不需要額外的能量。所加的能量，基本上是用在放大訊號的。（圖四是我們周遭經常遇見的一些共振現象與相關的技術發明。）同樣地，當心臟打一個能量傳到器官的時候，器官本身就能夠接收共振能量，

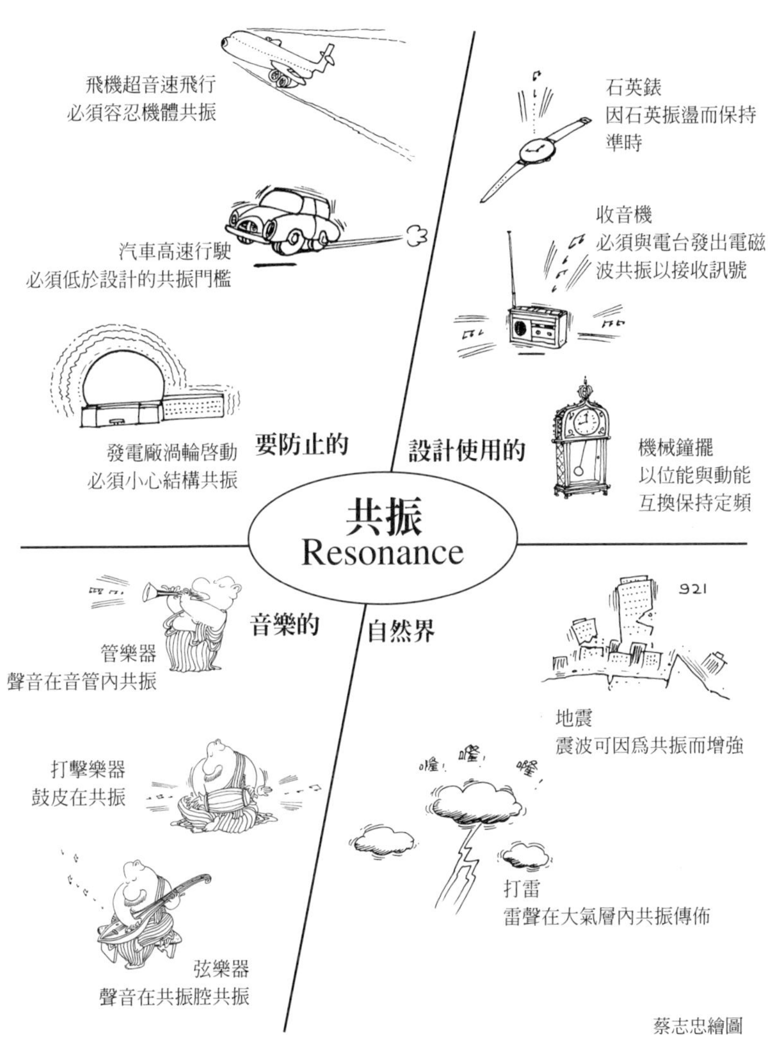

圖四：共振（Resonance）事實上在我們周圍隨處可見，除了自然界與音樂的現象外，還有設計上必須的以及要防止的項目。

並不需要額外產生能量來克服血管或其他非共振部位的阻力。換句話說，器官內需要的能量，主要是葡萄糖氧化所產生的能量，用來維持細胞膜電位，也就維持了血管的彈性特性。在心臟收縮產生的波動傳遞到一個器官時，它只要匹配這個共振的頻率，就可以接收這個波動的能量。在接收能量的過程裡，只有心臟要產生波動的能量，器官只要接受就好。所以心臟是做功的器官。在心腎不交時，心臟因爲過度做功，就心慌慌了。

循環的輸送效率

除了供血（或供電）因爲負擔增加，而造成心臟（或電廠）供應必須增加的循環系統問題之外，還有一個效率層次的問題。仍以發電系統爲例：台電發的電，有多少比例能送到用戶？不知道大家是否有概念，目前所知所有用掉的電和發出的電的比例，大約是百分之三十七到三十八。是不是浪費很多？交流電的理論最高傳輸值是百分之五十，日本的用電效率約百分之四十二到四十三。比我們多了百分之五，等於比我們多了約百分之十三點五的可用電源。假如台灣有日本的用電效率，那麼核四廠就可以不用蓋了，甚至其他的電廠也可以少蓋。

同理，心臟產生的能量是否能夠有效輸送到全身，是另一個循環問題的重點。要解決能量分配的問題最簡單的方式當然是先減少負載或減重。但是人體比較麻煩的是人的身體五臟都是必要的器官，不能任意減少供血。所以在心臟調變負載時，並不一定能全面一致地作調整，因爲可能還有器官或經絡原來就缺血，以致於減重還是無法調整好。而且像是受傷或其他原因的經絡不通等眞正在傳輸效率或傳輸系統上的問題，未必減重就能改善。若是有某一個器官或經絡的問題需要心臟去調整，對心臟來說是很累的工作，因爲這和它正常的運作模式差異很大，等於是用比較差的效率在工作。對於這樣的疾病狀態，比較好的方式，就是去改善傳輸系統上的問題，也就是治好經絡上的障礙，把傷處復健或打通經絡。

以共振觀點試答上一章生理學的難題

我們現在回過頭來看上一章末節有關循環的幾個問題，現在應該可以逐一以較爲清晰的邏輯來回答。

第一答：心臟應該放在最容易產生各諧波的地方

心臟在不同的位置搏打，會打出不同的結果，這是由力學基本定律所決定的。例如在一條管子的正中間打（假設兩端是被固定的不動節點），只會產生第二諧波、第四諧波、第六諧波的頻率，因爲這是節點共振現象的必然結果。而在管子其中一頭打的話（只將一端當作被固定的節點）會有第一諧波、第三諧波、第五諧波……的奇數倍頻率。所以心臟在人體軀幹中不會在正中間打，也不會在一頭打，因爲這樣會有一些諧波打不出來。因此心臟沒有長在正頭頂上，也沒有長在正中間，而是長在差不多據頭頂差不多三分之一至四分之一的部位，就是這個原因。

第二答：氣聚膻中——主昇動脈在此升壓將動能轉爲位能

主昇動脈彎在動脈弓處——中醫所謂的膻中穴。所以中醫的理論有「氣聚膻中」之說。什麼叫氣聚膻中？就是「氣」都聚在膻中的意思。膻中穴在哪裡？爲什麼我一摸膻中，就可以感覺心跳但是並不太強？因爲心跳的振動都被心臟周圍的心包及肺臟吸收掉了，心臟才不會亂震。氣聚膻中穴又是什麼意思？這是很基本的一個問題，我們於上一章開始時便曾提過，假如流量理論是正確的話，我們的循環系統應該長成樹枝狀，而且心臟應該長在頭頂上，心臟一打血就都流下來，多方便！不應該是像我們現在長的這個樣子：血從心臟一出來還得先轉一個彎，然後才分配到各個地方去。主動脈弓打一個大彎，等於是造成一個收縮壓的高門檻，這個大彎會讓輸送更不容易，所以不僅會讓血壓升的更高，而且會使心臟的輸出受到更大的阻礙。從流量的分配來看是很不合邏輯的。

但是我們現在回頭來看，所謂的膻中穴在主動脈弓上，這主動脈弓的作用是什麼？爲什麼我們說氣聚膻中？

主昇動脈像一個變電廠，有升壓並幫助輸送的功能。事實上我們的循環系統跟電力輸送系統很相像，是高壓低流量的。爲什麼高壓電要叫做高壓電？因爲在輸送能量的時候，輸送的總能量是電流乘上電壓，所以假如把電壓拉得很高，電流就會很小，但送的能量還是可以很大。血循環也是一樣，我們的心臟在送血的時候，血是充滿動脈腔中的，那麼只要在動脈中的任何一個地方有個洞的話，血就會噴出去。我們的心臟和壓力對於循環系統來說相當於一個加壓站，就像發電機，產生血流而對動脈系統加壓。

但是主動脈爲什麼要突然轉一個彎呢？打一個彎對流量來說是最不好的，心臟所打出的是衝量，經過一百八十度轉彎之後動量幾乎完全消耗掉了。這樣有什麼好處？這是爲了將能量通通轉換成位能——壓力位能。仔細看一下，我們的心臟像是在打鼓，它一擠出來的時候，血就去撞主昇動脈，所以主昇動脈就像打鼓一樣，一敲就開始振動了，這個振動就會沿著血管一直傳下去，能量也就一直傳下去。

而這個振動就是我們所謂的「氣」。壓力波眞正產生振動的地方是在主昇動脈上面的位置，也就是膻中穴。所以中醫說「氣聚膻中」。心臟雖然是發電機，但是心臟打出來的是流量，到了膻中穴這個大彎才把流量轉換成壓力波的，這個壓力波就是「氣」。所有的「氣」都是從膻中穴的振動發生，所以說「氣」是聚在膻中的，這個說法有其根據。簡而言之，好比用手打鼓，能量是由手產生，但是聲音卻是從鼓面上傳出來的。我們的心臟是產生能量的地方，而膻中穴就相當於鼓面的位置。

本章講述了兩個非常重要的觀念，一個是「心腎不交」，一個是「氣聚膻中」，這是中醫理論中最重要的兩個東西。

第三答：器官加上九十度硬管才能共振

人體器官並不是直接掛在主動脈上振動的，而是經由一分支管。我們在水管模擬實驗中發現，器官要透過一段分支管連接到主動脈，共振才會發生，且此分支管一定要是硬管，並且有特定長度，太長太短皆不可。例如在我們模擬腎的實驗中發現，硬管約十公分最好，在解剖腎動脈的實驗上結果也差不多，顯然此段硬管有幾何上的意義。事實上所有器官均是透過一段硬管掛在主動脈上的。依照傳統流量理論，若只是將血液送到器官，器官應像蝸牛一樣，掛在主動脈上（愈近愈好），且斜順著流出去，而分支管愈軟愈好。但現在（解剖上）卻是透過一段分支管，而且是九十度接到主動脈上的。試想，水管應是直直流下最容易送水，一段呈九十度水管的水豈不是很不容易流過去？

但是，如果以共振理論來解釋就很容易瞭解。此分支管比兩邊的主動脈與器官都硬，因爲器官與主動脈間需要這個特別的幾何結構作濾波功用，共振才能發生，如此肝才會是第一諧波，腎才是第二諧波……等，這些個別經絡的單頻共振與主動脈本身的全頻譜共振不同。

第四答：有了舒張壓才能送能量到遠端

我們口吹氣可以造成風，這是流量，可是這種以口氣吹的風能送多遠？能不能轉彎？以口發聲，聲音是壓力波也就是「氣」，風和聲音哪一種傳得遠？哪一種能轉彎？再進一步以送電來比喻，假如最輕鬆的方式是流量的話，日月潭的發電機是不是可直接用線接到我們家裡，而不需要造一個變電所，先把電壓升到二十二萬伏特，再把電送到家裡來？

其實以壓力輸送的方式是效率更好的（就像聲音一樣）。我們人體送血也應該如此，是符合共振理論的，而沒有辦法用流量來解釋。昆蟲類或許可以用流量來輸送血，因爲昆蟲的血循環是開放式的，所以說是流量也對，說是共振也對，因爲牠的心臟一壓，血就散到全身各處去了。在昆蟲的層次，像蝗蟲之類的，牠們也活得很好，說不定比我們還強。所以從某個角度來講，以流量方式傳輸的確很輕鬆，不過大概體型也就只能那麼大。或許昆蟲體型的限制就是由於這個原因，稍微輸送遠一點就有困難。所以在小區域用電池就夠了，但如果要遠距離輸送，就非得用現在的輸送系統——高壓低電流。如果只是昆蟲的大小其實沒有區別，只有幾公分長而已，共振頻率也只有一個，但是等到進化到爲幾十公分長，器官也複雜而需要更多共振頻率時，就要考慮到輸送的問題。

第五答：因為要維持共振，所以心臟要規則的跳

每個器官裡一定要充到一定的血量，它的自然頻率才會跑出來。血管也是一樣，假如我們的動脈裡沒有一個壓力，動脈壓不能維持的話，動脈裡的彈性也不能維持。動脈脈管的彈性跟動脈的半徑有關，譬如說半徑越大的話血管就越硬，越硬的話自然頻率就會越高，跟打鼓一樣，鼓面拉得越緊越硬的話，打出來的聲音越高。鼓面鬆的話打起來就比較低沈。器官也是一樣的道理，裡面的壓力越大，它的自然頻率就越高。所以調血壓的時候有一件事情很重要，要注意心臟在打的時候，各器官的血壓會跟著調整，調整了之後每個器官跟心臟才能在共振的狀態。心臟跳太快是不行的，血壓一定會跟著改變。就像跑步時心臟會跳得比較快，這時候去量血壓，血壓一定會跟著上升。為什麼？血壓稍微升一點，器官就會繃的比較緊，自然頻率就會上升一點，這時候心臟與器官才能維持共振。所以除非自己有特異能力能把血管壓得很緊，否則同時要心跳慢、血壓上升，是不可能的。心跳與血壓中間有一個基本的關係，一定要維持的。所以當舒張壓很低很低的時候，心臟應該只能跳三、四十下，系統的共振頻率也變成三、四十，此時就沒有辦法維持共振了。共振不能維持的話，壓力就不能送下去，壓力送不下去就無法產生共振了！所以為了維持這兩方面的

互相依存關係，心臟一定要規則的跳。

第六答：因爲共振腔大，所以大動物心跳慢，發聲頻率也低

跟人類一樣是以共振方式傳送血液的動物中，鯨魚的心跳大概二十多下，大象大概三十多下，這是因爲動物越大，循環共振頻率越低。這與大、中、小提琴會發出不同的低、中、高頻率的樂音，是相同的道理。事實上從這個現象大概也可以推測出動物叫聲的頻率，也與共振有關：心跳頻率低的動物所發出的聲音越低。這在生理的設計上是有邏輯的。我們的耳朵絕對不能聽到自己心臟的跳動聲音，如果聽得到心跳，就會像身處在大風箱之中一樣唏哩呼嚕的不得安寧了。人類能聽到最低的聲音頻率大概是十六赫茲。爲什麼？我們人有十二個經絡，心臟跳動頻率大概是一點二赫茲，一點二赫茲去乘十二大概就是十四點四，你如果能聽到十四赫茲，就會聽到自己的心跳了。所以人類聽力的音域是二十到兩萬赫茲。因爲鯨魚心跳跳得比較慢，所以牠就可以聽到更低的聲音，牠也適合聽到更低的聲音，因爲更低的聲音不會吵到牠。鯨魚一分鐘心跳二十下，也就是三秒鐘跳一次，並且牠只有六、七個經絡，所以計算之後可推出牠大概能聽到三個赫茲以上的聲音。但是狗又不一樣了。狗聽低音的能力比我們差（但能聽得到超音波）。老鼠又更差。我們的聽力決定了我們發出的聲音，可以聽低音才會發出低音，聽不見就無法用聲音跟別人溝通了。動物所

發的聲音一定是同類間聽得最清楚的頻率範圍。所以鯨魚在通訊的時候，就會用牠們聽得最清楚的頻率，也就是很低的頻率，是人類無法聽到的。

第七答：因爲血液循環是以共振壓力驅動，所以動物才能運動

如果由目前西方主流血液動力學來看，因爲血流的流量是驅動循環的主力，而它又是一個向量，所以手一抬起來，原來向下流的血液就會因爲重力反向心臟流動。但由共振理論來看，就不會有這個問題。因爲血液係由血管管壁的擠壓而流動，好像我們灌香腸時用手擠壓肉塊一樣。當我們要肉塊向前向後移動時，就用握手的力量上下擠壓，此時施力方向與肉移動方向垂直。雖然經常因此造成肉塊的回流（這就好比血管中的血液向前進三步，卻要向後退兩步一樣），但卻不必擔心因爲重力或是流體向量平衡作用所可能造成的大量回流心臟的現象，也就解決了動物運動會造成「氣血攻心」的當前矛盾的理論。

第二部

共振

——中醫的現代科學解釋

第三章　氣即共振：血液循環的原動力

經絡演化論與共振諧波的發展

我們先反向思考，經絡到底怎麼來的？從數學的立場來看，經絡一定是由基頻再演變出高頻的諧波的；從演化的立場看，低等動物的循環只有一個基頻，全身只有一個共振腔，可視爲一個由簡單彈性動脈腔與一條條較堅硬的週邊血管所組成的壓力腔的構造。越演化到高等動物的身體結構越複雜，血液循環也越複雜。仔細區別人類與其他哺乳動物，很明顯的一個外形差別就是狗、貓、象等都沒有肩膀。事實上，在人體關節當中最難治的就是肩膀。人工關節有髖關節、膝關節，但少有肩關節。看那幾條經過肩膀的經絡，是手三陽經：大腸、三焦與小腸經，都特別是其他動物所沒有的。此外，人類的手指都是分開的，只有越高等的動物才會越接近我們的形態。從實驗得知，老鼠約只有七個經絡，血壓波的頻譜上只有七個諧波，青蛙約只有五個諧波，演化上越高等的動物諧波數就越多，經絡是一個一個產生出來的。到大猩猩時肩膀就開始形成了，在猿猴的階段的時候可能都還沒有呢！

人類胚胎發育的過程也等於重演全部的演化過程：魚期、烏龜期（兩棲動物）、爬蟲期、哺乳動物期……最後才是人。心臟剛開始形成時也只連接一條主動脈，只有一個基頻，是主動脈的天然頻率，接著在適當的位置長出肝來了，跟著藕合出第二個諧波，在恰當的位置又接著長出腎來了。一個個經絡就長出來了，到形成一個胎兒時，全部十二經絡完全長成。演化的過程也是一個個的經絡從前面去產生後面的，發生的過程也是一樣，所以才會讓整個器官的演化過程看起來就像胚胎發生的過程一樣，這是很有意思的現象。圖五是我們由經絡能量觀點所看到的動物演化程序假想圖。但這整個過程不是全由基因決定的，心臟提供能量，基因物質決定生長的材料。心臟打到肝的共振頻率，肝的細胞就湊過來，長成肝的樣子，不能參與共振的細胞就不是肝的部分，這些細胞就變成身體其他組織。所以所有動物的肝都長一個樣子，甚至位置也都長在相同對應的位置。

由臟到腑，共振頻率逐漸增加

心臟打出血來，若只有一根血管，就只有一個共振頻，亦即心臟的基頻。主動脈一直

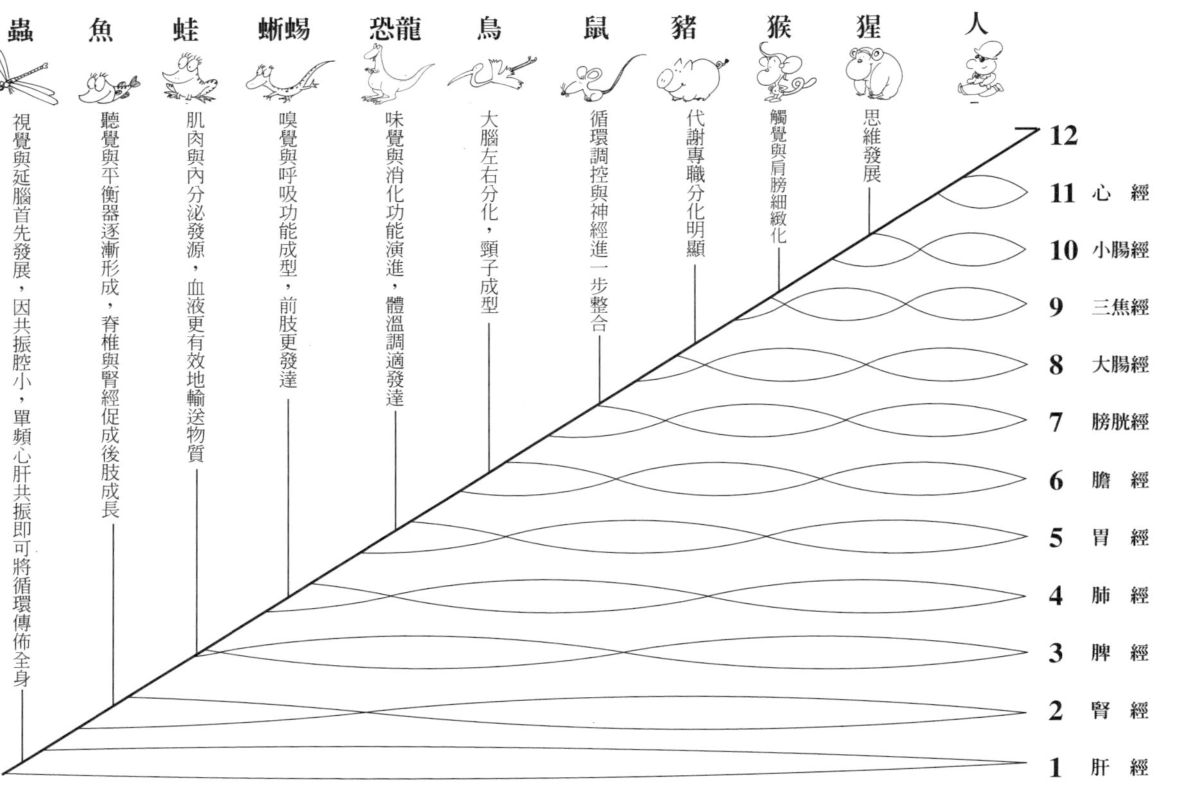

圖五：生物演化時程先後與經絡數目逐漸增加的可能對應關係　　蔡志忠繪圖

在調整自己的共振頻以配合心臟，譬如運動時心跳變快，同時血壓變高，而血壓高時血管變粗大，因而變硬，進而共振頻率變高，配合心臟頻率。這主動脈的共振頻率即是第一諧波，第一諧波在胚胎發育初期會進行到肝，同時肝可產生第二諧波。第二諧波能量行進到腎，再產生第三諧波，第三諧波是脾，如此依序產生：第四諧波是肺，第五是胃，六是膽，七是膀胱，八是大腸，九是三焦經（不是上中下焦的三焦，三焦經走全身體表，奇經八脈均屬三焦經），十是小腸。至於第十一諧波是否爲心經仍存疑，因爲我們儀器量測到第十一諧波時能量太小，不能確定。在歷史文獻的記錄上馬王堆挖出來的資料中，也沒有心經。也許隨演化後，近代人才逐漸出現心經。至於心包經，我們也暫時定義它是第零諧波，也就是總合波，但是更多的研究工作可能會修正這定義。以此定義心包（C0第零諧波）即心的總輸出量，中醫所說的心火大，即C0大，表示心臟很用力打，但血打不多，效率差。心火大的治療方法就是使靜脈回流好，效率增加，此即中醫所說「心是火，腎是水」，以腎水來濟心火。C0小表示效率高，心臟稍微用力，已足夠將血送到全身各處。(但手脚發青時的C0小則是心臟輸出不足，在診斷上需分辨。就如同不痛時要分辨是健康的不痛，還是已經痲痺了。)

心臟打出能量，共振頻由低向高的產生，器官經絡也一個個長出來，這好比是音樂理論中諧波產生的現象。(圖六便以音符的共振來類比經絡共振。) 所以第一諧波肝的能量最

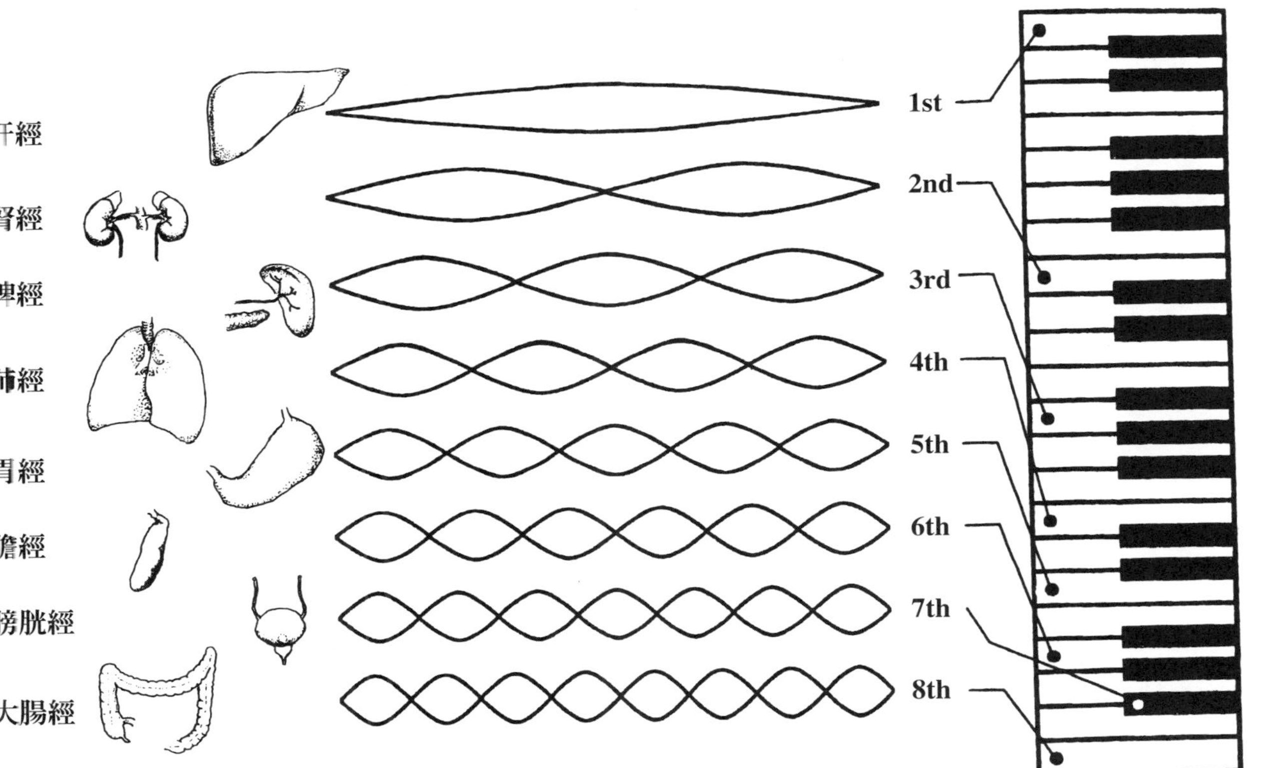

圖六：由音樂中諧波（Harmonics）的觀念類比人體經絡共振的能量分配。圖中器官只是代表經絡循環系統共振中的一部份。

大，第二諧波腎的能量第二，以此類推。愈高頻的能量愈小，身體上的器官也是肝臟（肝需血量）最大，再來是腎。肺臟雖大，但若觀察肺動脈，肺不是一整個爲一個臟器，而是一小塊、一小塊爲一共振單元。（進肺的動脈是分成很多條以樹枝狀的方式進入肺的，不像肝是一整條動脈）。五以上（胃、膽……等）屬腑，臟實心，腑空心，空心共振頻高，所以流入的血量亦少。臟實心，需要流入的血量亦較大。《黃帝內經》說：「速者腑也，遲者臟也」，「速」即是振動較快的意思，「遲」即較慢，第二諧波心跳一次振動二次，到三焦時心跳一次振動九次，我們觀察到的胃、膽……等空心腑在高頻，而臟如肝、腎、脾、肺等經絡在低頻，顯然我們的老祖宗說的沒錯。

經絡諧波產生的順序

我們任何一個器官都有兩個共振頻率：分別是器官本身所在經絡的頻率與下一個（+1諧波的頻率。胚胎心臟打血出來打到主動脈，一開始是打個方波（也就是一個衝量），這個方波到了主動脈裡面時，只有一個共振頻率，也就是主動脈的共振頻。等到肝開始長出來之後，肝臟與主動脈兩個開始共振，肝在長的時候一定要維持原來的共振頻率，如果不是原來的共振頻率，肝就得不到血，所以這個頻率一定也是肝的共振頻率。但是假如肝只有自己的一個共振頻率，接下來腎的共振頻率就不會發生，腎也就不能繼續生長出來。所以肝吸收了這個頻率以後一定要再產生另一個共振頻率才行。所以，假如這時候肝壞掉的話，除了肝本身的共振頻率會被影響，肝所產生的共振頻率也會受影響。否則在胚胎發育的時候，怎麼可能會在心臟發育之後接著又長出肝、腎、脾等器官，要怎麼長呢？我們的演化過程又怎麼會繼續走下去呢？

要模擬這個實驗只需要用到一根管子，旁邊再加一個器官，只要模擬這個結構，本來一個頻率就會變成兩個，根本不需要安排，它就會從一個頻率變成兩個。並且，這個跑出來的第二個頻率正好腎是肝的兩倍，眞是奇妙。等到腎生長完全之後，又會產生一個新頻率，這時候第三個共振頻率就跑出來了，此時管子中就有了第三個共振頻率，就會再生長出脾。所以每一個器官事實上除了有自己本身吸收血的共振頻率之外，還會產生一個新的頻率，也就是可以產生下一個器官的頻率。所以假如我們的肝壞掉了，就一定會影響到腎，腎壞掉一定影響脾，就是這個邏輯。這是中醫在治病的時候必須把握的重要原則。在所有經絡中，任何一條經絡一定受到前面經絡的影響。

所以有時候腎的病未必一定是由腎來的，而是由肝來的，有可能是肝沒有能力去產生第二個諧波。第一諧波的血管裏本來就有血，所以第二諧波還能得到血，但是現在假如肝的共振狀態不好，有脂肪化的現象發生的話，就會讓腎的頻率產生不出來。如果腎的頻率產生不出來，腎就會沒有血，腎就出毛病了。這時候是因爲肝的問題所以造成腎經的不對，事實上應該是肝功能有問題，結果看起來卻是腎經不對了。

以共振觀點看循環系統結構與功能

我們的血液在動脈中是往前流一下，再往後流一下的。但是若依流量理論，我們的血流應該要一直往前衝，才能維持動量不變。但事實上，我們的血流卻好似往前衝三步、向後退兩步；就能量來看，流動動能中大約有三分之二是屬振盪的，至於流動能量僅占全部能量百分之二。現今的循環理論認爲血液循環是靠這百分之二的能量往前衝的，但是，那其他百分之九十八的能量又在做什麼？你會設計一個百分之九十八能量都沒用的機器嗎？這麼沒效率的循環系統在演化上如何能存活？更荒謬的是這百分之二的能量之中又有三分之二是進三步退兩步的。換句話說眞正有效的只有百分之零點六到零點七。

紅血球因血液的振盪而向前輸送。那我們的紅血球(R.B.C)又是如何適應此振盪的呢？紅血球在演化上發展出一種特性：流動速度低時便凝聚。這有什麼好處？在原始的時代裡，雄性死亡的主要原因是外傷流血，雌性則是生產，所以在演化中止血的機能是非常重要的。人的心臟一但停止若再救活，通常結果都不好。因爲血液一停，微循環就停止，紅血球都凝結成塊狀，即使救活也會造成一些後遺症，所以心臟乍停那幾秒鐘的急救很重要。由於紅血球演化出這種機能——在血流一減慢時便會凝結的特性以利止血，反而成爲處理內出血、腦中風時最困難的問題。因爲一出血就結一大塊。其實只要血流速度太慢，即使在血管中也會凝結，於是血栓形成，更進而引起腦中風或經濟艙症候群。高血壓的病人吃阿斯匹靈能避免平時結塊，更避免腦中風時結血塊，也減少血液之阻力，是很好的循環促進劑。但常吃阿斯匹靈的老人家最怕摔傷，摔傷時若造成內外出血都會血流不止，又成了另一種致命的麻煩。所以我們必須以新的眼光去看血球凝結正負效果的眞正循環意義。

動脈迴流圈是急救穴位所在

動脈血液通常流到組織微血管的網狀結構後流回到靜脈。另外動脈血液也可以經過動脈—靜脈直通分路（AV—Shunt），而不經過微血管網，直接流回靜脈。AV—Shunt 就像洩洪道。血液自動脈流進組織微血管網的開口數量很多，但一般這些開口數目只開百分之二；當流血量多時，血從 AV—Shunt 流走，而不是多開一點微血管開口。依照目前強調動能的流量理論，開口量應是依流血量決定，而且盡量開口愈多愈好，而不是只開百分之二。血液最後流到網狀結構的微血管。爲什麼？依照血流理論，最好應長成樹狀結構才對。這些均是生理上最基本的問題，必須有合理的解釋。

動脈到達手、腳末端，都形成一個個迴流圈圈（Loop），到頭循環的動脈亦是如此，位置在人中穴（上唇與鼻孔間）的下面。這些迴流圈位置亦恰好在中醫的幾個急救大穴上：

上焦的人中、手心的勞宮、脚心的湧泉（見圖七）。爲何這些重要的穴道在此位置？又爲何此處組織結構特殊？手背與手掌結構不同，脚背與脚掌結構不同，嘴唇結構不同，且都以平滑、無毛及微血管多爲特點。爲什麼？而且這些結構處 AV-Shunt（洩洪道）特別多？依照傳統流量理論又是無法圓滿回答的。但若按照我們壓力波的理論：壓力波在一般管內均會反射，但身體有避免反射的設計，當血壓自迴流圈兩端傳來便相衝、抵消而避免了反射。又爲了避免不能完全抵消掉反射，便利用如洩洪道般的 AV-Shunt 將多餘血液導走。而血管末端之網狀結構，不論是否有 AV-Shunt 都可以消除血液壓力波之反射。所以迴流圈的形式，加上迴流圈外的各種網狀微循環的結構，一方面增加吸收血液壓力波的能力，一方面降低反射。所以身上靠著手脚、頭的血管網路特殊結構，一方面引導血液壓力波往下傳輸，一方面避免了反射造成的輸送效率不佳。因此嘴唇、手脚便是觀察我們頭、手脚循環好壞的最佳指標。因爲流過來的血有餘，才自 AV-Shunt 流走；所以身體不好時，手、脚或嘴唇發冷、發紫，即是循環稍微不夠、血液壓力波傳不下來之故。中醫說要喝四逆湯，其作用即在增加心臟輸出、強心，以增加手脚處壓力波的強度，以達到增加手脚循環的效果。

淺論上、中、下三焦血管共振

身體的循環基本上分爲往頭上的循環、身體的循環與往脚下的循環，這也是中醫所說

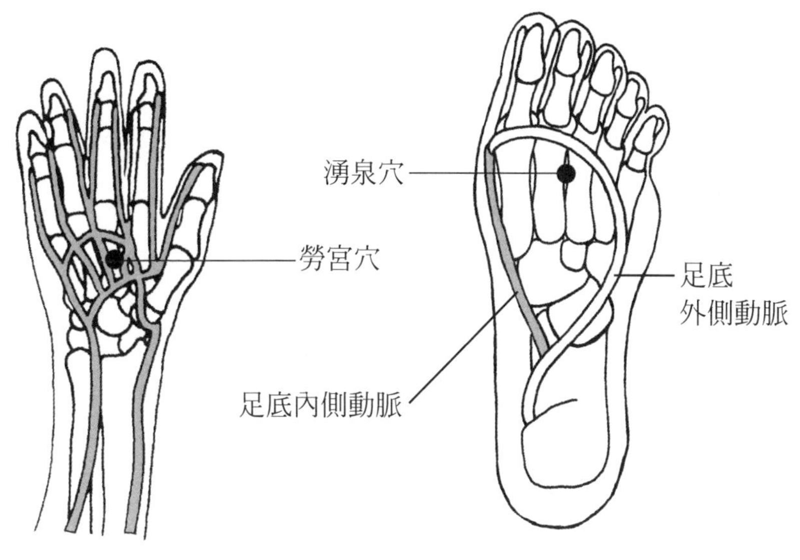

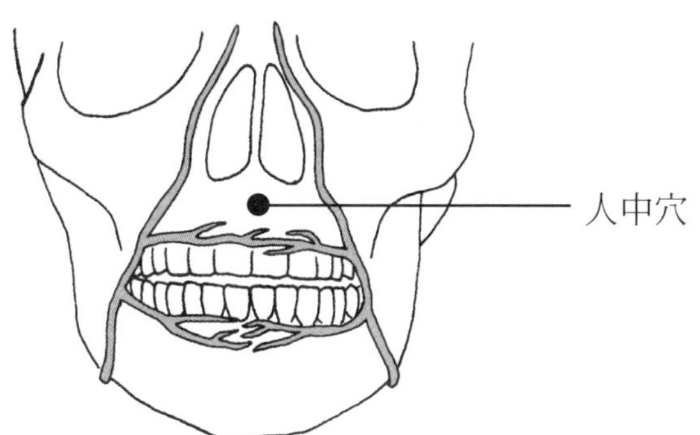

圖七：人體三處有動脈迴流圈（Loops）構造的部份，分別是手掌心（勞宮穴），腳心（湧泉穴）與嘴唇上（人中穴）。這三個穴位也是中醫的急救大穴。此外，在口腔上方，腦子的下方，也有一個迴流圈，叫做「威利士圈」（circle of willis），生理上可能更重要，但因看不到，在診斷上比較沒法參考。

的上、中、下三焦，上焦自脖子以上，樞紐（血的集中點）在鼻下人中穴。肚臍以下爲下焦，樞紐在脚底湧泉穴。中間爲中焦，樞紐在手掌勞宮穴。上焦能量（氣，振動）的集中點在印堂穴（上丹田）、中焦在膻中穴（中丹田），下焦在丹田穴（下丹田）。上、中、下三焦是依血循環來的，如果量測血管的共振頻：在脚上量測第二諧波能量較大，亦即脚上所有血管都可量到第二諧波的共振頻；手上血管是第四諧波亦即肺的共振頻爲最大；而到頭上的是第六諧波爲最大。這與過去古書上的記載略有出入。簡而言之，上、中、下三焦分別對應的共振頻是下焦，爲腎的共振頻（亦即第二諧波），中焦是肺（第四共振頻），上焦是膽（第六共振頻）。請注意，本節強調的是人體三焦部位動脈血管本身的共振頻率，而不是包括微血管循環的經絡血管個別共振。

心臟自調與體循環外調的共振

當一顆心臟自捐心者移植到受心者時，這顆心臟是以捐心者的心跳速度跳，還是以受心者的心跳速度跳？通常捐心者的心跳速度較慢，而受心者因爲長期心功能不足，所以心跳速度較快。結果是剛裝下去的心跟著受心者原來的心跳速度跳，而且會隨受心者的健康狀況變好而漸漸跳慢。這是一個很有趣的現象，因爲心臟被移植時，交感和副交感神經已被剪掉，所以受心者不能透過交感和副交感神經去控制這顆心臟，換句話說，身上所有其他位置的傳感器都不能給這顆心臟下達命令（有些人是交感和副交感神經在心臟移植後一輩子都長不回來，至少是在移植後有限時間內長不回來）。換句話說，心臟自己有數十個神經節，它自己會找到病人身上的共振頻率，以能量用最少的頻率跳。心臟自己能感覺到做功的量。這個問題是大部分研究心跳變異率的人沒想過的：當心臟被移出來留在體外時，心跳變異率會變小，也就是心臟會很規則的跳，移植到受心者後，心跳變異率變大。另一個可證明心臟會自調共振狀態的例子是曾經有人做過兩顆心的移植，被移植的心臟雖然沒有交感和副交感神經，而兩顆心會規則的一起跳。（當時醫生依照流量理論的想法：兩顆心就像兩個幫浦，應該會更有效率。但事實上並非如此。）

健康體型與心臟共振互補

心臟把血打出去，主昇動脈的架構位置很重要，多掛一顆心效果並不一定好。譬如手術室用的左心室輔助器所輸送的血仍是以打到主昇動脈的效率較佳。也有打到其他特定位置以輔助心臟之不足，但效率就遠不如原心臟（僅一點七瓦）打在主昇動脈的膻中穴位置。這些問題都一致指出心臟是以配合身體的共振狀態跳動時最有效率。

事實上，循環系統是心臟控制生理發育的機制。胚胎發育時當然如此，即使長大，心臟仍在控制體型：心臟差，身體水腫四肢萎縮只長肚子，因爲能量送不出去以達到四肢，所以越年老長得越像青蛙。如果心臟健康則能量送得到四肢。所以好的氣功師父到年紀大的時候，體型會像個橢圓球，因爲共振最好。他不胖，肌肉不大，不像打拳擊的，這是因爲心臟循環狀態佳回過頭控制體型。也就是說，心臟與身體互相影響：心臟打出的波形影響身體，反之，因爲身體是心臟的負荷，所以會影響心臟打出的波形。

穴道、器官之於循環系統的重要性，從共振理論看，不僅是負載（當然是負載因爲要供血給它），更是共振的一部份。我們曾經把老鼠的腎臟動脈夾住發現全身脈波是往下掉而不是變大；一般說器官是負荷，因此拿掉心臟的負荷（器官），脈波應該變大，但實驗的結果脈波卻是變小，這眞是不能理解。當器官接上去，全身循環反因此而增加，所以我們知道器官不止是單純的負荷。不僅器官如此，穴道實驗我們也做過：把穴道壓住，沒壓血管，例如壓手上大腸經穴道，整個大腸經循環都減少。沒壓血管，只壓住穴道，依反射理論，例如壓二間、三間穴（在食指側面），理論上應該反射增加、脈應變大。所以，我們身體這個架構所有穴道及器官都像共振的加壓站，血是送到這些器官，但是因爲這些器官的負載加壓反而使共振更好。

由「五臟藏七神」看腦病

對人類來說，最重要的循環負荷是腦，五臟六腑及所有穴道的共振，其最終目的均在供血給腦。所以腦子好不好，除去先天因素，也與是否有足夠的血供應氧氣到腦部有關。事實上，大部分的人均送得不夠。《內經》上講「五臟藏七神」該如何理解？心臟把血打出來之後，每一個器官都是輸送此能量的共振腔（穴道也是），最後血供到腦部。假如共振腔變壞，腦子某個部份的某些功能就缺氧沒了。腦子是「神明出焉」的重要器官，氧氣供應不夠，則這種神明的功能就不能出現，所以說「五臟藏七神」。到底腦中有幾種「神」？這是說不清的。但基本的觀念是當腦部有足夠的氧、血供應，功能必能存在，所以「神明出焉」。植物人事實上是腦的循環沒有了，或是說少了一根經，所以少了一個功能。智障與自閉，都是少了一根經，他們的脈或是某個經絡的循環沒有了。腦部的病有時不只是要直接治腦，還要從治內臟下手，好比說發電機、輸送線都要好。五臟的共振障礙去掉，循環負荷就小，腦自然得到養（氧）分。

上節說減重後，因爲循環負荷變小，所以很多病會因此好轉。但有些病，若因爲負載線沒弄好，即使心臟好而且負荷減小，還是很難痊癒。腦子各種情志的病，幾乎都可從循環找到答案。其實，自閉、腦性痲痺也幾乎都可從循環的改善而得到良好的治療效果。

腦溢血或栓塞其實都是腦部循環不良造成的，溢血是因血管缺氧久而硬化進而破裂；栓塞則因血流不暢，紅血球結塊造成阻塞。治療時，同打傷的治療邏輯相同，分成兩個時期：⑴冰敷（當下）、⑵二十四小時或更久以後熱敷。因爲剛出血時重點在止血，冷敷在使微循環減小，結疤長好後則不希望腦部細胞再缺氧，再缺氧則細胞就會死亡更多，所以倒過來用熱敷。處理前要先看在哪一個病程。

歸經治則比臟腑表裡重要

平常我們說臟、腑是表裡關係，這個表裡跟歸經治則沒關係，眞的在治臟腑病症的時候，我們看病人哪一個經不對，就用那個經的藥來治，臟跟腑的表裡道理不懂也沒關係。但是在治療重大器官的病的時候——像是肝的病，事實上是需要肝、腎、脾一起治的，尤其應將重點放在脾的部份。而肝與膽、腎與膀胱因爲是相鄰相近的器官，其循環也有相關性。

以中醫藥送氧（氣血）到病灶

針灸特定穴道經絡有一定反應，可根據正確邏輯針灸特定穴位，再配合量脈，知道頭部哪一個部位的循環減少，這可以用脈診追蹤得很精確。若在數週內，以針灸、湯藥改善頭部循環，癒後都會不錯，但不宜久拖。因爲拖愈久了，死掉的區域越大、缺氧的區域越小。等缺氧的細胞死光就治不了了，只有在缺氧的區域還在求生的狀況時才有治療效果，黃金期只有幾週。西醫治療的邏輯也相同，先止血，止血後再打抗凝血劑，像是抗凝酵素把血栓溶掉。但西醫沒同時監測血流量並考慮共振的問題，結果往往事倍功半。若能配合中醫治法，採用歸經的針灸及中藥，則可以將酵素送到希望送到的部位，以加速收效。

同理，以喉頭發炎爲例，吃抗生素理論上是有效的，但問題是吃進去的抗生素會不會到達喉頭？發炎是因爲喉頭的循環不好，細菌才在那兒繁殖，而吃進人體的抗生素如果沒有血循環相送，可到不了喉頭，結果只有增加肝腎負擔而已。所以如果吃抗生素又能同時配合增加喉頭微循環的中藥，則效果上升，甚至不需吃抗生素只需帶血來即可治癒。（如果血還無法對抗細菌，應該早就一身都長細菌了——菌血症。）所以，治癒的方法是立刻開條高速公路將後援部隊送達扁桃腺。若瞭解了身上高速公路的原理——也就是經絡與血循環的關係，即使不用抗生素，也很好治。只要是局部的慢性病，改善循環均會有效。但這種送血來治細菌的方法對全身發炎則無效，因爲全身被打敗，循環再好也沒有用，這些病人應該都在急診處了。

脾統血與腎衰竭

中醫所謂的臟藏血，是說每一個臟器裡面都有很多血。肝臟是所有器官裡面最大的，它負責血液的儲藏與過濾。但以調控功能而言，腎臟是最重要的，腎臟的體積也非常大，儲藏血的容量也很大。脾統血，事實上是有兩個立場的，第一個是說，整個血循環有沒有暢通，在脈診上就是要看脾；另外一個很重要的是指在生理學上，爲我們清理身體裡壞死紅血球工作的器官也是脾。所以中醫的這個脾是很廣義的，除了脾臟本身以外，還有脾經。脾經的功能事實上是指我們的免疫力，包括了整個血液循環的大部份表現。脾臟的功能主要是代謝紅血球，其他的功能並沒有這麼重要。就這個立場來說，脾清血的話是對的。但是在中醫裡面所謂脾經的功能，非常非常重要。所謂的後天之氣全部是脾經，包括腸胃消化、免疫力等都在脾經。脾經包括了脾經跟脾臟，在中醫裡面都叫脾。要知道，傳統中醫只看十二經絡，而臟器是附在經絡上面的，一定要這樣看，才會懂得中醫的醫理。假如還像西醫那樣去看一個個的器官的話，中醫永遠無法學通。脾臟本身是幹什麼的？它是脾經的一部份，就像腎經管腎臟一樣，我們的脾臟是分解紅血球最重要的器官。以現在的生理學來看，我們身體中所有壞掉的紅血球都是到脾臟裡來做分解的，脾臟眞正的功能是這個。有些血紅素會被回收，但這絕不是中醫所講的脾經在統血的全部意義。

通常在中醫的治療上，腎不好一定要看清楚究竟是腎經的腎衰竭還是脾經的腎衰竭所引起的。是腎經的腎衰竭就要開補腎的藥，脾經的腎衰竭就要開補脾的藥，如果開錯藥，對病人的影響更壞，他的腎或脾會壞的更快。如果開藥的方向對了的話，病人就會好的非常快。但是這也有風險，因爲病因在腎或在脾事實上不易判斷；中醫裡面所謂補腎的藥百分之八十以上是補脾的，這些藥對腎經的腎衰竭無效，也就是說針對腎經的腎衰竭的補腎藥就比較難選擇，這是在所有的腎衰竭辯證判斷中最難的部份。究竟用補脾藥還是補腎藥？像西醫用藥後產生的副作用一樣，是要非常小心的。

腎衰竭要在腎經跟脾經都壞了才會發生，只有腎經壞腎臟不會衰竭，腎臟的功能還是可以維持，不過病人會有很多腎虛方面的毛病。中醫只要看經絡就夠了，因爲中醫整個理論架構是從循環理論而來的，所以能治的也是循環病。我們不要把傳統西醫的東西硬塞進來，那就會變成四不像了。

血壓與高血壓

舒張壓：提供生存的基本工資

循環的基本現象中，很重要的一點是爲什麼要有舒張壓？前面提過，如果是以流量理論的角度來看，舒張壓是一種沒有用的東西，因爲如果目的是血流的話，血管中是負壓的話比較好，水往低處流，壓力越負的話流動越快。然而舒張壓相當於河堤，有一個高度。但是若從壓力的立場來看，舒張壓就是必須的，理由如下：沒有舒張壓的話，血管就會扁掉，器官也會扁掉，這時候就不會有其特定的振動頻率。就像打鼓一樣，鼓一定要繃緊才能振動，不繃緊的話發不出聲音，器官、血管也一樣。所以一定要有舒張壓，而且舒張壓很重要，舒張壓過低的病人是要送加護病房的。

我們以氣球來比喻。氣球中有壓力，只要在任何一個地方戳一個洞，裡面的氣體就會噴出來。我們所謂的壓力在送血時也是同樣的狀態。血管裡面只要有壓力，整條血管就像是個密閉空腔，可以是任何形狀，但是只要在身上隨便一個地方刺個洞，血就會流出來。用壓力來送血的時候，只要壓力到的地方血就會到。所以中國古書上說的「氣至與不至」就是血壓能不能到達的意思。而中國人以前所說的：氣不通就會陷，臉色就會不好。爲什麼會「陷」？壓力不到就會陷，壓力到了血就到，這個人看起來就會飽滿、面色紅潤。因爲到臉上來的能量已經屬於是高頻的，又在身體的最高位置，能量分配的最少，所以臉上很容易送不到能量（壓力位能）。如果臉上還能維持，表示身上的能量是有餘的，這也是中醫望診所重視的指標。因此，在分配血液的過程裡，一個是收縮壓、一個是舒張壓，舒張壓是維持根本能量，一定要維持在七十毫米汞柱，任一地方打開一個小洞，血都會噴出，這就維持了最基本的供給量。好比說，假設國民基本工資一個月最少要新台幣一萬五千元，才能維持基本的生活，舒張壓就是這一萬五千元的保證。

收縮壓：分配財富的先後順序

那麼收縮壓是做什麼的呢？收縮壓就像是政府可分配的錢，每個月除了一萬五千元之外，還有多出來的部份。心臟打出一個綜合波之後，這個波按照共振的頻率來分配能量，就像政府分配預算。分配這些錢的時候，是視各處的需要而定的，心臟、器官、血管……都是在調整每一個共振頻率所需的能量。這種調整有什麼好處？循環最終的目的是送料——也就是送血，血一到的話，所有需要的東西都有了。可是我們這個送料系統一個開關都沒有，動脈就像是連通管，要如何控制呢？這個料又要送到哪裡去？舒張壓只是維持最基本的需求，但是多出來的還有這麼多血要送，要如何處理？這些血是爲了應付突發狀況的，譬如說突然間要運動或是考試，身上就必須調配，不能老是都一樣，否則想跑就會跑不動、想用腦袋時卻不能思考……。如果只有那些基本供應的血，想做什麼都不能做了。所以身上必須有一個動態的調配功能。這動態的調配就是依靠收縮壓。

這動態的部份看起來雖然只有八十到一百二十毫米汞柱，事實上處理的血不少，可能比舒張壓眞正送血的有效程度還高。雖然壓力差很小。這是爲什麼呢？我們身上每一個開口都是有彈性的，當壓力不同的時候，開口的大小並不一樣，所以八十到一百二十毫米汞柱對開口大小的影響，可能比零到八十毫米汞柱的影響還大。因爲有彈性，所以口開越大，噴出去的血就越多，一打開就噴出去，後面這一段（八十到一百二十毫米汞柱）的血會比前一段（零到八十毫米汞柱）噴出的多。

那麼是否身體每一個地方都有八十到一百二十毫米汞柱的壓力變化？在器官裡，壓力的變化並沒有這麼大，事實上是按照頻譜的分配，所以不同器官裡的壓力有的大有的小，會有些差異。現在西醫也同意在頸動脈、主動脈、(手腕) 橈動脈、腳上的動脈所量出來的血壓多少有點不一樣 (經過重力校正之後) 的說法。身上的血壓眞的是一門學問，調度上最精妙的所在就是按照頻譜來分配，第一個諧波分配到一條經、第二個諧波分配到另一條經等，如此在分配上、管控上最容易，在生理的血液循環調節機制上也是最容易。譬如說現在小腸經想要多一點血，就把第十個諧波拉大一點，小腸經的血就會變多了。我們身上那些開口開大一點、小一點也可以調控，血管彈性變高一點、低一點也可以調控。血管看起來是被動的，但並不是全部都靠心臟控制，血管與開口都有調控的功能。假如某處輸進來的血壓降低的話，那個地方的開口就會變多並且開大一點，等到開口打開到都不能再打開了，心臟只好增加心輸出，就會產生高血壓。

高血壓：補償重要器官缺氧

通常是缺乏氧氣的器官與經絡，才會要我們的心臟多用力一點、多帶一些血液進來，而且都是很重要的器官與經絡，否則，心臟不會有那麼大的反應。像是腎經、肝經、肺經的問題，心臟就會自行去調整。這樣來看高血壓，就會覺得很有趣，我們就很容易理解高血壓是怎麼一回事。事實上高血壓是身上某個重要部位缺血 (或缺氧) 的補償作用。既然知道高血壓是這樣的原因，高血壓的病人就很好治。會發生高血壓表示心臟功能還好。

我們經常會聽到西醫說：吃高血壓藥一段時間之後，如果停藥時血壓不高就可以停藥了。現在西醫治療高血壓的方法，簡單地說，有下列四種方法：⑴讓心臟跳得比較慢的Beta阻斷劑（β blocker）；⑵讓心跳比較沒力氣的鈣離子通道阻斷劑（Ca^{++} blocker）；⑶把血的壓力鬆掉，讓血液體積減少，而讓周遭血管鬆弛的利尿劑（Diuretic）；以及現在流行的⑷血管收縮素轉化酵素阻止劑（ACE阻止劑：Angiotensin converting enzyme inhibitor）。因爲血管收縮素（angiotensin）是血壓上升最重要的因子，因此醫生希望把它的濃度下降使血壓降低，屬於一種綜合效應，比較接近循環生理所需，所產生的副作用比較少。

上述四種是大部份西醫所開高血壓藥的作用，他們的邏輯是把高血壓看成實證——循環系統太有力所以血壓太高，要用阻斷劑、阻止劑……等西藥來降低。事實上這些做法只見其標不治其本。這些藥的基本作用都是要讓心臟不要跳那麼大力，實際上並沒有解決問題。因爲問題主要是源自於重要器官氧氣不夠或血不夠時身上的補償作用，結果吃藥只是讓你心臟不要跳那麼用力，所以血壓下降。假如是一個心臟很強的病人就必須吃一輩子，否則血壓降不下來；除非心臟衰弱了，血壓自然降下來，西醫才會叫你不要再吃藥。但是到這個層次時，身上的缺氧情況更嚴重，而心臟功能也不好了。反而是血壓很高、可以高得起來，這時要治高血壓最好治，表示心臟還很強、還補償的過來。真正要治的是把不通的地方弄好，血壓馬上會降下來，而且不會復發、也不用再吃藥。

中醫視高血壓為虛證，與西醫相反

中醫理論說高血壓是虛證，正好與西醫相反，高血壓是因為重要器官缺氧，所以心臟才加壓以送出更多氧氣（血）。以失眠為例，所有失眠幾乎均是因為腦缺氧。腦缺氧為何會無法入眠？因為睡覺時循環會降低、呼吸會減量，因而腦子供氧更為減少。所以治失眠最有效的方法是改善腦的供氧，缺氧的問題改善之後立刻就能呼呼大睡了。同理，如果把高血壓看成實證而將血壓直接降下去，只是讓腦血管不會受壓破裂而引起腦中風，或預防腎臟因為高血壓而受損，但高血壓的病因並沒有眞正消除。有人因此吃十年二十年的高血壓藥吃到肝腎衰竭。通常病人到這種兩難的地步時，心理上最容易接受其他方式的治療，此時如果把高血壓藥拿掉，肝腎自然就變好，我們再用中醫特有的治法把高血壓降下來。

至於收縮壓高，從我們的脈診儀來看，可以馬上分辨出是哪一個頻譜高上去，然後看那裡有「風」（循環不穩定）的現象，我們就去把那個地方處理好，高血壓就好了。甚至有人是胸椎姿勢不正，一矯正回來，血壓馬上就能降下來。對於血壓的問題，要是眞正瞭解了血壓的目的與工作的模式，高血壓是最好治的。高血壓病人最後大多是死於肝腎衰竭，但事實上這些病人都不應該死的。我們只要曉得其中的原理，幾天就可以把他治回來了。

因爲這些病人原本並沒有什麼嚴重的問題，而是吃了太多不需要吃的西藥，因而導致肝腎衰竭而已。

高舒張壓：肺功能（化油器）不良

西醫覺得最難治的高血壓是舒張壓（低血壓）高。從供血的邏輯來看，舒張壓會升高是源自於肺功能不好的問題，所以舒張壓高的病人在別人看來或許很難處理，但是我們用脈診儀就非常容易診斷。一定是肺功能不對，因爲肺沒有交換足夠的氧氣，因而血裡面的氧氣不夠，心臟拼命打也沒用。每個地方其實都有血，但是血裡面的氧氣只剩下百分之五十的話，要兩倍以上的血才夠用（血紅素的互助效應），要兩倍以上的血，舒張壓只好升高。所以對於這種病人一定要看他的肺，是不是肺哪裡打傷了，還是姿勢不好等諸如此類的原因。把這些原因糾正過來，血壓馬上就能降下來。把傷處處理好，問題就解決了。我們肺的構造其實是肌肉把肋骨拉開，因而吸了很多空氣進來。當右心室打出血時，肺經過鼻子、氣管又吸了很多空氣進來。肺循環有點像化油器，打出血時肺動脈先變窄才變寬，跟我們的身上主動脈不一樣，後者是一直變寬。所以當肺臟打開的時候，右心室壓出來的壓力波較小，大概只有十五到三十毫米汞柱（相對於我們的體循環打出來是八十到一百二十毫米汞柱）。右心室打血的時候血液只往前走一點點，等肺一打開就像化油器，一吸氣血就噴出來了，所以在這裡十五到三十毫米汞柱的壓力差就夠了，噴出來以後就跟空氣混合。

肺功能不好的時候，通常都是外面的肌肉受傷，沒有能力把肋骨打開，肋骨打不開血就不容易噴出來；化油器沒有能力把血噴出來的話，氧氣交換的效率就不好，效率不好，血裡面的氧氣就不夠。可是心臟又還很強健，仍在努力工作提供更多的血給各器官和組織，因而左心室就繼續用力打，打得舒張壓都升高了，可是身上還是缺氧。爲什麼呢？因爲血裡面都沒有氧氣了。

心室會肥大的原因多是因爲超載，但是爲什麼心臟要超載？因爲全身都在缺氧。所以不管看到什麼症狀，只要舒張壓升高，幾乎都是肺功能不好，一定要往這個方向去想。其實低血壓高是最好診斷的。我們還要看肺是不是受傷，受傷都是從外面來的，是不是已經進到裡面去了？假如已經進入裡面很久，而且造成裡面的肺已經有些萎縮，那就不好治了。假如只是陷在外部的話，百分之九十都可治好。我們的器官，肝只有一個、血管一條，可是我們的肺有很多肺泡，很多條血管，所以事實上肺是一個很大的組合，而且結構很複雜，肺臟中有從右心室打過來的循環，也有從左心室打過來的循環，這兩者要平衡。我們吸氣的時候，大氣壓力將空氣壓入肺臟，化油器要噴血出來，總共有三個機能組合在一起，所以肺泡是非常複雜的結構，成六角形而且很硬，肺本身則很軟。血管很軟，可是肺泡又很硬，所以在器官結構上肺最複雜，在處理壓力的變化上也極爲複雜。我們如果想量測各器官的循環，其他的器官都比較容易量，只有肺最困難。氧氣交換也很難測量，因爲肺像化油器，一打開就可以和空氣做最大的交換。

肺若受傷就得先從肋骨間的肌肉下手，肺裡面的結構是碰不到、也很難醫治的。但是從經絡的理論來看，只要胸部的脾經、肺經、腎經、胃經這些地方有傷，都會傷害到肺功能，所以這時候要先確定問題出在哪裡，再去治那條經，而且是用對的方法治中焦，如此一來，治癒的機率才會高。

（血管）器官硬化：嚴重的循環不穩（風症）

身體每個器官的供血量會隨其共振頻率而不同。器官除了調整血管彈性之外，還可以調整開口數量，所謂會有「風」就是這個緣故。一個是把百分之二的開口開大一點，但是有其極限，如果還開不夠，就開百分之三、四，假如開到百分之五、六就會開始有「風」的現象，脈搏就會不穩。如果再惡化就很嚴重了，表示缺氧缺的很嚴重，器官就會開始出現硬化的現象，並且有可能內出血，也可能有些水腫，轉成血分（組織改變）的病了。所以中醫講風症的時候就表示危險，因爲這表示缺氧現象嚴重。不只是內出血，假如這時候還有其他不好的東西——例如細菌，哪裡循環不好、抵抗力差，細菌就會在哪裡定居，細菌定居的地方就容易發炎，內臟會出血也是在這類的部位。因爲供氧不足，細胞之間的連結程度就不好，因而不能緊密的結合在一起，也會進而發生內出血。久病的糖尿病病人容易內出血也是同樣的道理。要血液流入增加，重點不在器官裡面的小動脈擴張，小動脈擴張不見得會引來更多的血，因爲這是一個共振狀態。

以威而剛爲例，本來威而剛是要改進心臟循環的，但是後來實驗發現吃威而剛不能改進心臟循環——也就是心臟的血不會增加，即使心臟血管擴張了可是血還是流不進去，所以只好誤打誤撞把它轉成治陽痿藥來賣。因爲血要進入一個器官，是由這個器官以及其主動脈的共振狀態決定的。光是把血管弄大，血不一定進入。要放大或縮小器官內的血管可以達成，或者是調整其血管彈性也可以做到，但要器官去調整共振頻率似乎並不容易。我們現在常常以爲是因爲血管硬化所以產生高血壓，但是高血壓一旦嚴重的時候，不只血管，連器官都硬化了，全身都會硬化。所以有人說由耳朵可以看病，就是因爲那時連耳朵都硬了。

收縮壓與諧波分配（經絡演化）的過程

每一條經絡跟它的器官之間還有一個共振的關係，這共振的理論可以這樣想，假設有一個東西產生一個能量，而這個能量有一、二、三、四、五、六、七等種類，例如低等動物只有一種，打出來的只有一個第一諧波，全身只有第一諧波，一打出去全身都是第一諧波，也等於一個舒張壓一個收縮壓。只有第一諧波，所有的地方就是只有一跟零，「零」是舒張壓，就是八十毫米汞柱，「一」是收縮壓，也就是一百二十毫米汞柱。一到零，這個時候，它全身只有一種共振，這是最簡單的現象。昆蟲也是如此，事實上昆蟲是只有一個小小的動脈腔，一壓血液就流出去了，各走各的，是沒有血管的，是開放式的。昆蟲就可能是一個共振，甚至一個共振也沒有的。

經過演化以後變得比較高等的生物，就變成有兩個頻率。兩個頻率有什麼好處？舉例來說，例如蚯蚓，一邊是到頭、一邊是到尾巴，那麼它在送出血液的時候，就會打出兩個頻率出來；舒張壓大家都一樣，可是這兩個頻率呢，一個就送到頭、一個就送到腳，這個時候要控制就比較好控制了。它要頭上去的血液多一點，就把第一諧波打大一點，第二諧波打小一點，反之，就把第二諧波打大一點，第一諧波就打小一點。這樣控制是不是很簡單？需要開關嗎？不需要。動脈有沒有開關？沒有！那麼它怎麼控制血量？就是用這種調節的方法。

再繼續演化，就有三個頻率出來了，一個頭、一個腳、一個肚子。這時的控制也大同小異，要去頭上的血多就把第一諧波打大一點，去肚子的血多就把第三諧波打大一點，去腳的血多就把第二諧波打大一點。如此一來，就演化成更進步的動物，器官多、組織也多了。再更進步一點怎麼辦？就要打四個諧波、五個諧波，五個諧波的動物說不定就能到陸上來，已經進到高等的兩棲類。然後是六個、七個諧波，就有了老鼠、狗、貓……。等到有八個、九個諧波，血的分配能力也越來越好。因爲這時候只要調整那一個波裡每一個諧波振幅的大小，就能分配血量；振幅大，共振的這個地方能量就會送過去，不共振的地方就不會去。就像家裡的電視台，有台視、中視、華視……等頻道，每個頻道都送很多電波出來，調到跟某個頻道共振的頻率，就會收到那個電波，那個電波和能量就送到我們家裡來了。反之，如果沒有調到正確的頻率，就收不到。

經絡也是如此。心臟打很多的波出來，也就是我們先前提過的零到十的諧波。每個諧波打出來以後分到不同的經絡跟器官去。各是屬於哪一條經絡，器官也就是那個共振頻率。例如，胃經的共振頻率是五，那胃本身也是五。所以爲什麼我們治胃病的時候可以從胃經去治，便是因爲這兩者的能量都是源於第五個諧波。所以假如胃經堵塞的話，整個第五諧波的阻力就會變大，能量就不容易送進來。因此胃經生病的時候胃也會跟著沒有力。同理，肝經受了傷以後，肝的循環也會跟著沒有了。這便說明了經絡跟器官之所以會成爲孿生兄弟、生死與共的原因。

第四章　經絡、穴道、器官形成共振網路

經絡的共振結構

胚胎發育

我們的身體在胚胎長大的過程中，是由血液的供給決定這個胚胎能不能生長的，沒有血進去的部份就會死掉。肝沒有血的話，胚胎的肝就會死掉，腎沒有血進去的話，腎也會死掉，那胚胎最後是不能成熟的。事實上，心臟在胚胎發育的成長過程中會不斷地跳動，這個搏動的過程就是在促成血液的分配，同時決定器官的形狀以及位置。它一定要讓能量按照它分配的規則分配到全身去。所以胚胎在發育的時候會把物種演化的過程再重覆一次，要從只有一條經絡的動物變成兩條經的動物，然後再從兩條經的動物變成三條經絡的

動物，慢慢地生長，最後發育成熟。如果是猴子，可能只長到第八條經還是第九條經絡就停止了，而猩猩可能長到第十條經絡，牠的胚胎就停在那兒了。演化到人的時候才長出第十一、十二條經。

心臟一定要不停地跳動，一方面是提供能量，另一方面是讓基因演化，促使胚胎產生不同的器官。

胎兒發育的時候，心臟的頻率並沒有迅速改變，但是內臟的複雜度卻愈來愈高。以我們的實驗為例，老鼠可以分析到七個諧波，再後面就沒有能量了；分析青蛙，可能只有四或五個諧波；昆蟲的話，大概只有一個諧波，因為牠是開放式的循環系統；分析人的話，則有十個以上的諧波。複雜度不斷增加，也就是器官的種類不斷增加、經絡愈來愈多；青蛙可能只有到胃經，到了老鼠開始有膀胱經，人才發展到小腸經，後面大概是心經。之後人愈來愈聰明，心經大概就會愈來愈明顯。現在一般人的心經看起來還在邊緣，能量好像有又好像沒有。這是目前我們對經絡的看法。

肺部的功能是在出生之後才開始發揮的。出生後肺的氣泡會膨脹起來、開始交換氧氣。但這並不是說未出生時體循環還沒將肺納入，就好像胃雖然還沒放食物進去，但是胃的循環還是會維持。出生前肺已經長好了，只是肺還沒有打開，出生以後碰到空氣才打開。胎兒所需的液體、營養是經由胎盤與母親交換血液送過來的，但胚胎的發育還是靠自己的心臟，而不是靠母親的心臟。母親的心臟會幫忙其成型，不過不是眞正的驅動力。胎盤本身是一個很好的保護，連母親的心跳都被隔離，不會傳過來，透過胎盤傳送的只是營養而已。所以胎兒跟母親心跳之間的壓力波不會直接互相影響，母親心跳每分鐘七十多下，胎兒跳一百七十、一百八十下，也許會有些倍數關係，兩者可以互相幫忙，但是絕對不會一樣。

穴道結構與彈簧模型

關於經絡，到現在爲止我們並沒有發現什麼實質的東西，但這並不表示經絡、穴道是無形的東西。穴道就在那兒，一個個在固定的位置上十分清楚。我們所示範的模型中的小彈簧就是穴道（見圖八）。穴道事實上是動脈微循環的一部份，微循環最後會流到靜脈去。所以我們把小彈簧掛在動脈跟靜脈的中間。解剖的結構也一樣，一條動脈血管，有個分叉出來，再分成很多細的血管，然後流到靜脈去。中間這個微血管網的部位就是穴道，因爲微循環特別豐富，所以也成爲局部電阻最小的點。明確地說，穴道就是靜脈跟動脈中間一些微循環的體系，假如去看解剖的話，也就是動脈分支的微循環特別多的地方，再加上這個地方有很多的神經，這樣的一個點就是穴道。假如底下有一塊肌肉的話，差不多都在神經與肌肉連接處的終板（end plate）的位置。

一個穴道若是屬於某條經絡，這個穴道的共振頻率也就是這個經絡的共振頻率，所以

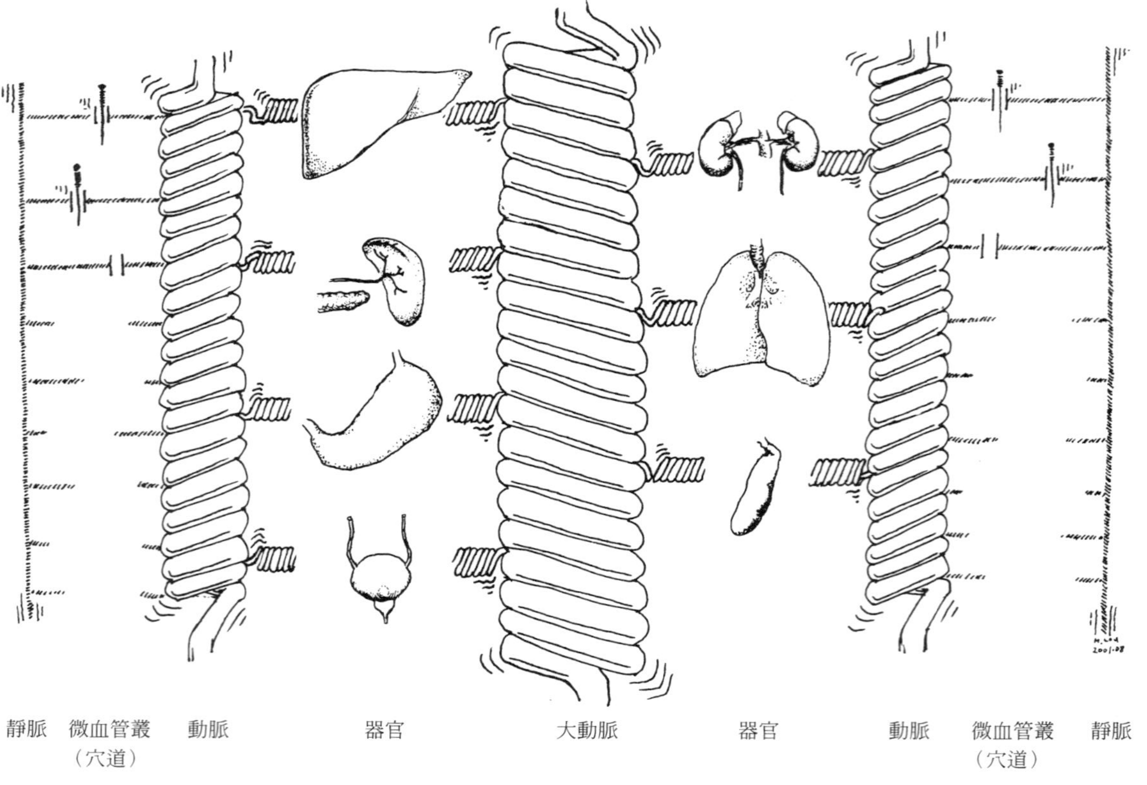

圖八：以大小彈簧振動的模型，表示生物體經絡共振的血液循環壓力波互動現象，器官只是這個振動網的一環。

你可以測量得到。穴道是振動的最大點，也就是反節點。而壓到穴道、抑制振動，就會抑制大動脈中傳送的壓力波。穴道就像模擬用的小彈簧，是會加強血液壓力波往下輸送的中繼站。譬如說肝經的穴道都很大而且很軟，所以它的頻率都很低；一到陽經也就是體表的高頻經絡，譬如說膀胱經，密度就比較緊，彈性也比較緊，再加以面積又比較小，所以頻率就相對地高。至於穴道的特性，例如井、俞、原穴等的分別，是因爲其相對位置所影響。

經過前章關於舒張壓形成的說明，我們就很容易理解以下狀況：譬如把彈簧拉緊就像是舒張壓，這樣彈簧上就含有能量，我們一鬆手就會彈回來，因爲能量存在裡面。假如我們把彈簧放的很鬆，要它共振，產生的一定是低頻，用力拉緊的話，產生的頻率就會比較高。血管也是如此。壓力低的時候，頻率比較慢，壓力變高的時候，自然頻率就變快。這是因爲彈性係數隨著張力變大而變大。血管上的任何一個地方一有缺口，血就會噴出來，正是因爲能量儲存在那兒。事實上我們身體裡的血管都是先拉緊的，拉緊著的好處是全身都分配得到能量。

動脈、器官與穴道的彈簧共振網：經絡

我們的身體比較複雜，不是只有兩個彈簧。我們可以將一個彈簧看成是一條經絡，彈簧少的狀況好比較低等的動物，人類的身上則應該有十二條經絡，所以模擬上應該要有十

二個彈簧。但是我們身體上的經絡事實上並不只靠動脈網（彈簧）來傳遞諧波，中間還掛著器官。所以不同經絡間有器官相連，振動就會經由器官在經絡之間互傳。譬如說一條腎經、一條脾經，腎臟是掛在這兩條經絡中間的。因此當心臟打出血液的時候，是靠這些器官把全身連起來的。那麼在彈簧模擬中，比較大一點的彈簧就是器官，整個身體像是一個網路。我們不能想成一個只有血管的系統，事實上還有器官可以把各經絡耦和過來。

從更微觀的層面來看，穴道則像是在兩個血管（動脈與靜脈）間比較小的器官（圖八）。在這裡我把兩個彈簧一個當動脈看、一個當靜脈看。穴道是這種比較小、掛在動靜脈之間的小彈簧，而一條經絡就相當於一條動脈帶著一條靜脈，再加上許多穴道，整個系統叫做一條經絡，這個經絡會產生一個特定的共振頻率出來。而穴道是以一定的距離來排列的，一個個的穴道以一定的距離排在經絡上，就會讓這兩條血管好好的共振。因為靜脈本身沒有彈性，我們通常不喜歡用彈簧來模擬靜脈，更適合的作法應該是拉一條鐵絲來取代（圖八）。

本來這個有彈性的彈簧，輕輕一撥就振動起來了，加上穴道以後，振動變得更容易，表示壓力送得更好，振動到哪裡去就能將這個能量送到哪裡。所以有了器官以後，這些經絡中間都有相關性了。因為經絡經過這些器官，只要心臟在中間的彈簧一敲打，能量就傳過來了。舒張壓便是如先前所言的拉開動力，不拉開彈簧不會振的。也就是說沒有彈性的時候不會振。有了舒張壓以後，動脈及器官才會有彈性，此時我們再彈彈看，就會發現能振動了。

此外，我們把小彈簧加在對的地方，也會振動得更好。在經絡與經絡之間加掛的彈簧就是器官。我的心臟在中焦那邊一打，全身都傳到振動了。有一個舒張壓就能把基本的血管、器官都充滿，並且富有彈性。然後我在一點上一敲，就會全部都振動了。並且這個振動並不是每條經絡都一樣，而是按照特定頻率在身上分配的，不同的頻率分配到不同的經絡上。一條經絡就是一條動脈加一條靜脈，然後上面有很多穴道，而每一個器官就負責把經絡跟經絡串連起來。所以你的某條經絡不好，它對應的器官也會跟著變壞，因爲兩者是同一個頻率。換句話說，經絡如果沒有能量，掛在中間的器官就會受影響。

回顧以彈簧來作爲共振理論模型的幾個重點：⑴動脈若沒有舒張壓則很難振動，所以可以拉緊彈簧彈力來模擬舒張壓；⑵靜脈是沒有彈性的，所以靜脈不會像彈簧一樣振動，因此要把靜脈當成一條鐵線；⑶靜脈與動脈間要有連線，但若用一個沒有彈性的元件連起來，會阻礙動脈的振動，因此改放一個小彈簧，就不會有阻礙，還會幫忙振動；⑷經絡是什麼？就是這一整排的動脈、靜脈，外加上中間的小彈簧（也就是穴道）。所以穴道點不是亂生成的，這些小彈簧必須放在特定的地方，以特定的模式或頻率振動。主動脈在中間振，其他經絡環繞此大彈簧一起共振。

現在只要心臟在中間搏打，所有經絡（彈簧）都會一起振動，但是各個彈簧所分配到的能量各自不同。而針灸就是把一個小彈簧（穴道）壓住，讓整個系統振動的方式與原來不同，也就是改變壓力在身體上的分配，因而血液的分配也跟著改變了。舉例來說，如果我們扎胃經足三里，其他地方的循環就會改變，也就是第三、第六、第九個諧波的能量會增加。針灸足三里會補氣，古代練功也都是在練此第三、第六、第九諧波的能量，這也是古人所說的要常灸足三里。

各經與絡不重疊，又與神經相鄰

經絡中沒有兩條經可以重疊。因爲從數學的理論來看，兩度空間的東西之諧波都不能是整數，所以兩條經絕對不能相碰，一相碰的話，就違反數學定理，共振的諧波就不能是整數了。所有的經都不相碰，即使我們看到經絡掛圖上畫的好像經過同一個位置，其實一個是深的，一個是淺的，而不是在同一個位置。沒有一個穴道是兩條經都經過的。絡穴或經外奇穴不是共振直接到達之點，只是經絡的血也可以流到那個點去。眞正的經脈是共振的渠道，到了絡脈的地方只是用流動、滲透的方式，是有一些血管讓血流過去，而不用「氣」的方法共振過去。用共振的方法通過的，是經。所以絡穴或經外奇穴可能有兩個經都到達，但經本身不會重疊。

神經大部份都是跟著動脈血管在走，距離頗近，所以經絡不只與動脈有關，與神經也有關。爲什麼神經也是相類似的脈絡？大概是爲了身體在「配線」時比較方便。機器在配線的時候不也是拉許多條一起配，否則它每個地方都要單獨配線豈不是太麻煩？我們的神經也可依此來想像，好比就近調控這些地方的鬆緊度，進而調控其彈性。

運動、運氣時經絡循環的重新分配

如果把彈簧拉緊一點等於是舒張壓在比較高的狀態，也是頻率比較高的意思，那麼，當舒張壓處在較高狀態的時候，是不是對較高頻的經絡供血較有利？其實頻率拉得比較高的時候，心臟也要跟著提高它的頻率。所以心臟跳得比較快，血壓就跟著升高，這兩者會相互配合。但是器官一充血後，共振頻率也會提高而跟上來，這就可以在小範圍之內調整器官的共振頻率，又可以跟心臟繼續同步。否則，心臟一跳快，器官卻不能配合，豈不是就沒有血了？

但是，若是在運動過度的狀態下，心跳增加了兩倍，器官還是容易沒有血。因此身體必須按照優先順序重新分配各經絡的血量：如果只有第二、四、六諧波有血，第一、三、五諧波就沒有血（見圖九）。事實上，當我們激烈運動的時候，心跳增加到二點五倍以上就不能再增加了，再往上升就會有生命危險的。當你的基礎心跳是二點五倍時，血壓也會跟

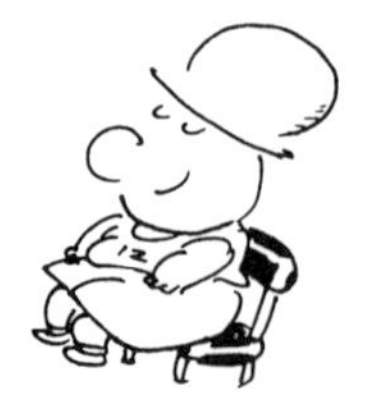

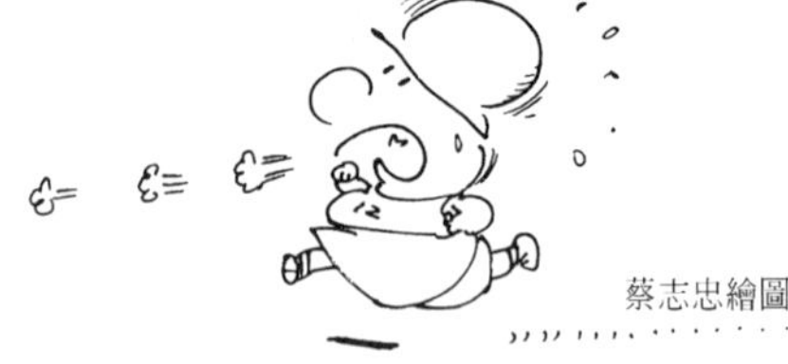

心臟輸出：	6	vs.	18公升／分鐘
心跳頻率：	70	vs.	160跳／分鐘
高低血壓：	120／80	vs.	150／80 毫米汞柱

休息時各器官的相對血流量 （總輸出為100％）			大量運動時各器官的相對血流量 （休息時總輸出為100％）
14％	膽（腦）	C6	6％
15％	胃／大腸／小腸……	C5	3％
11％+7％（手）	肺+手	C4	11％+30％（手）
6％	脾	C3	1％
20％+7％（腳）	腎+腳	C2	3％+30％（腳）
6％	肝	C1	1％
3％	心肌		9％
5％	骨		3％
15％	肌肉（手腳）		150％
6％	皮膚		24％
14％	腦		14％
8％	其他		8％
100％	小計		232％

圖九：當人體大量運動時心跳加速使得循環共振條件改變，奇數經絡（如肝、脾、胃經等）自動減低血流量，以便增加肺活量，提供肌肉與皮膚迅速代謝氧氣與排泄汗水之用。

著上升，所以共振頻率由一、三、五提高到二、四、六諧波，這時候你只有第二、四、六諧波有血，第一、三、五諧波都沒有血。第二、四、六諧波剛好是到手、脚、頭的血，所以剛好給你運動用，但是你的消化系統如肝、脾、胃都會沒有血，吃下去的東西都臭了。換句話說，激烈運動的時候，吃進胃裡的食物就像擺在外面一樣，過一會兒就臭酸了，吐出來都是酸的。爲什麼？因爲消化器官的循環都沒有了。這也就是爲什麼飲食後一、二小時內不要運動的原因。

練氣功的人，在運氣的時候，控制血管的成分比較少，大部份是在控制穴道的彈性。運氣的時候，事實上是把每個穴道都拉得比較緊，所以「氣」就不會從穴道散掉，而通通跑到手上來。那些正在運氣的人，事實上是把肌肉弄得有點緊，振動傳下來的一路上的彈性就會都受到影響。本來振動、能量是要分配到各個穴道去的，但是練氣功的人不讓這些振動、能量分配到中途的每個穴道及組織中，而一直往下趕，所以「氣」就一直往下走而跑到手上了。運氣的時候，血管也可以控制，但是比較難，穴道比較容易，因爲這個地方的神經比較密。當然血管上的平滑肌還是可以控制的。

現在很多西方運動專家建議讓心臟跳在平常的一點五倍，說是對身體最好，其實這對身體是很傷的。因爲當心跳變成原來的一點五倍時，並非人體自然的共振整數倍，心臟對身體所有的經絡都減少供血，所以心臟必須加倍工作，才能供應各經絡之所需。雖然可因而燒去許多脂肪，達到減肥的功效，但這種激烈的運動對身體其實是有害的。奧運金牌選手大多短命可能與此有關。而我們東方古老的運動如太極拳等反而能讓練習者活到很長壽。東西方兩種運動理論，各有優劣。如要得金牌，西方的好；如要健康長壽，東方的好。

發聲、練氣與咒語

我們每發一個聲音就會有振動，因此也會影響到我們身體脈波的振動。很多氣功都要求要發音，也是這個道理。發聲是可以輔助練氣功的，因為發聲的動作可以讓身體不同部份的肌肉（穴道）收緊或放鬆，因而達到收聚「氣」的作用。不論是咒語或打坐，都是一方面放鬆精神，一方面調整氣血，讓身體的共振達到最理想的狀態。而發聲的練習，更將身體各個共振腔充分利用。要共振腔共振，就一定要放鬆，與練氣的秘訣不謀而合。而控制聲帶的肌肉、控制呼吸的肌肉，也與運氣時的控制穴道有相同的心法。這些在學習聲樂的人，都知道發聲是與練氣有密切關係的。

經絡與身體不同部位的相關性

血管就像水已經在管子裡，由一頭流水進來，另一頭水流出去。血管中只要壓力在，有開口的地方血就會流出來。所以現在我們研究的重點就在於心臟這樣搏打，壓力要怎麼分配到身上去。這是我們想要知道的。因爲由壓力的分配就能瞭解送血的分配。

經絡阻塞感覺：癢、酸、痛、麻、木

一般而言，不通則痛。凡是壓力分配不到的地方，就會有病，其順序是癢、酸、痛、麻、木。這也可由神經索中之 α、β、γ、δ 之大小條來分別。越小的神經，細胞膜電壓越不穩，所以一缺氧 δ 細胞先反應，接著是不反應（沒有細胞膜電壓了）。然後按照 $\gamma \to \beta \to \alpha$ 的順序就麻木了。假如用阿是穴針灸，也就是直接處理酸痛的穴位，效果就會很好。

譬如若是小腸經的問題，就在小腸經上找到阿是穴直接用針，效果就會不錯。但是要強調的一點是，阿是穴不見得是最嚴重的穴道。病人的病程會有癢、酸、痛、麻木的變化，阿是穴都是平常病人感覺痛的地方，但常常不是最嚴重的地方，最嚴重的地方通常是木的部位。但是要會判斷是一件很困難的事。譬如說手關節受傷，病人抱怨腕關節不適，但是其大部份的病因可能不在腕關節，而在肩關節，更多的是在頸椎。如果你知道病因是在頸椎，幫他用力推拿，當時就會痛了，原來不會痛是因爲這邊已經麻木了。頸椎或肩膀可說是祖母，手腕痛是兒子，可是你去聽病人主訴時，他都講兒子，因爲這裡還會痛，而肩膀或頸椎是三年前在痛的。所以一般在診斷的時候，只憑藉病人主訴的話是很危險的。病人的主訴往往是「兒子」的病，有的醫生因此治了三個月、六個月都還治不好，就是因爲沒治到病根。

小腸（與腦子）不完全與小腸經（與膽經）共振

一條經絡上的任何一個地方堵住了，都能造成能量分配不均，心臟壓出的壓力及血液送不到這裡來。心臟就像一個發電機，把能量散出來，散出來的能量有幾個遵循的規則：第一個是所謂的舒張壓，這是維持循環基本的量，並且也維持器官、血管的彈性；另外一個就是收縮壓，收縮壓也打拍子，同時分配了身上的能量——第一諧波分配到肝經與肝、第二諧波分配到腎經跟腎、第三諧波分配到脾經跟脾、第四諧波分配到肺經跟肺、第五諧波分配到胃經跟胃、第六諧波分配到膽經跟膽、第七諧波分配到膀胱經跟膀胱、第八諧波分配到大腸經跟大腸、第九諧波分配到三焦經、第十諧波分配到小腸經跟小腸。但要注意的是，小腸經對應之小腸並不主管所有的小腸。在演化的過程中，我們的內臟是越來越複雜的，所以裡面一層核心的小腸還是脾經管控的，比較晚期演化出來的，才屬於小腸經管控。

我們主要上來到腦部的經絡有膽經，不過看腦幹部份主要是肝經，因爲膽經是在演化後期才有的，早期的動物並沒有膽經。腦幹到上面的百會還是靠肝經來送血，稍微旁邊一點到耳窩的部份還是腎經。頭上一些原始生物就有的部份，例如腦最下面延腦附近，都還是屬於肝、腎經管。但是到了比較高級思考的部份、有了肩膀以後，膽經、膀胱經、大腸經、三焦經、小腸經就變得重要了。所以對於人才會得的病，就要從這幾條經著手。如果是低等動物也會得的高血壓，治療的時候則肝經、腎經都要兼顧。如此一來我們便瞭解了所有的經絡。腦雖然表面上是屬於高頻的，但是要注意低頻的血壓波，因爲五臟的脈波會絡到腦比較裡面的部份。

耳病至少與四條經絡堵塞相關

到耳朵的經絡主要有幾個，一個是腎經，絡耳窩很裡面的內側，到了耳朵外面的經是小腸經還有三焦經，但是所有上焦的血管都是膽經，所以膽經仍是最重要的。所以耳朵聾了有幾種可能，假如是耳窩內部的病，就要治膽與腎.，假如像是梅尼爾茲症（Meniere's syndrome，這是由於內耳壓力不平衡而造成暈眩與聽力喪失的一種疾病），其實是一邊耳窩的循環沒了，大多是跟膽經有關。如果是腎經的問題，就比較難治。也可能是小腸經或三焦經出毛病，這類問題也比較容易治。通常治此種病時，要特別注意頸椎有沒有歪。骨頭是所有經絡的根本，血管肌肉都掛在骨頭上，脊椎一歪，每一條經都堵住了。所以碰到梅尼爾茲症的病人，可以摸摸他頸椎的第一、二節，往右邊歪、右邊耳朵不通，往左邊歪、左邊耳朵不通。用力敲一敲有可能就當場痊癒，而且只要叫他以後注意，維持頸椎的正姿，就不會再復發了。如果只用針灸得花多少個療程？如果脖子還是歪的，拚命把血往這邊趕，能趕多少過來？所以我們必須知道血循環的基本邏輯，有些病拍拍敲敲就好了，如果用針灸或是一些奇怪的手法，反而是故弄玄虛唬病人。

陰臟治器官，陽腑治經絡

要確定知道病人的循環堵在哪裡並不容易。因此，除了瞭解最根本的經絡原理之外，還得學會看從脈診看出病人循環堵塞的位置。

上焦是第六諧波（膽）、中焦是第四諧波（肺）、下焦是第二諧波（腎）。每一條經在上焦、中焦、下焦的位置，都可進一步細分：例如膽經是上焦膽經、中焦膽經、下焦膽經，中醫一定要學會看。但是下一步就要考慮別的，就如前面我們提過的，小腸經只管小腸的一部份，因爲人是經過長期演化而來，因此小腸越來越長，而最後演化出來的部份才是屬於小腸經。所以對高頻所謂腑的經絡而言，經絡本身比器官重要；而對低頻或五臟的經絡而言，器官比經絡重要。舉例而言，治肝病的時候，直覺會想到要去治肝經，有效但是效果不大。治肝病的時候，最要注意的是脊椎骨有沒有壓到肝俞？脊椎有沒有右彎去壓到肝？這比肝經還重要。但是治小腸經的病時，就要注意小腸經有沒有被壓到，這比小腸被壓到重要。所以說五臟屬陰、六腑屬陽，治腑的病儘量治體表，臟的病才是去治內臟。一般說來，經絡對內臟的病來說，是次重要的，可是要治腑的病時，卻是最重要的。

腦死的缺氧指標

人快腦死的時候，膽經的缺氧指標都會飆到一、兩百，我們可藉此判斷是否腦死。一個人瀕死的時候，不只是腦死掉，延腦也會死掉，這個時候還是看第一行——也就是肝經，因為延腦是由肝經供血的。人的心肺要死的時候，看第四個諧波的狀態就知道了——第四諧波的缺氧指標若升到七十、八十、一百，就非常危險了。我們用脈診儀可以預測病人大概半個小時、一天，還是幾個鐘頭後會自然死亡，一般來說準確度是很高的，除非給病人氧氣。

部位與經絡：三焦與三焦經

三焦經與奇經八脈

「三焦」有兩個不同的意義：一是本身為一個系統的「三焦經」，一是分為上焦、中焦、下焦的「三焦」。這是不一樣的。人體軀幹的上焦、中焦、下焦各部位分別是一個系統，而三焦經本身是另一個系統。我們全身腠理（表皮）的「氣」都是三焦經的「氣」，也就是汗腺在的那一層。從另一個角度來說就是，我們全身的奇經八脈，都是屬於三焦經的「氣」，不包括肋膜、腹膜這些體內部位。

換句話說我們在練外功的時候，主要都在練腠理的「氣」。所以說什麼金鐘罩、鐵布衫，就是指這個。練成了之後會怎樣？空空的就像一個金鐘，外有鐘罩，裡面是空的。練外功對身體沒有多大好處。很多外功練到最後會失眠、高血壓，什麼毛病都發生了，這就是因爲都是練腠理的「氣」，而沒有練到內部。所以功要練得好要內外兼修，要練內功的話要去打坐、練靜功；內功心法，就是「氣」往裡面走。通常在脈診上看練功的人，第九個諧波都會很正，也就是第九諧波能量比正常人高出許多。

李時珍的《奇經八脈考》中說這個奇經八脈是「氣之江湖」。它是溝通的、湖泊的那個性質，是江湖的性質。換句話說，身上第九諧波很好的話，能量很多，若有哪一個經不好，它可以去幫忙。因爲它在全身走，所以可以幫到別的經絡。但問題是它自己能量不大，所以事實上能幫的忙蠻小的，像是內臟不好的話，它幫不上忙。三焦之氣只是表皮的，如頭上的膽經，這種屬於「外面」的部份，它可以幫得到。但是內部的、深一點的，三焦經就沒用，這是一種「三焦」。

上、中、下三焦：身體的部位

另外一種「三焦」的定義是什麼？上焦屬膽經，中焦屬肺經，下焦屬腎經。這是另一種三焦的定義。所以我們在看中國古書的時候，一定要看清楚，它講的三焦是眞正的三焦經，還是上焦中焦下焦？兩者定義上就不一樣。治病的時候重要的是什麼？是上焦中焦下焦，而不是那個三焦經。三焦經在練功的時候很重要，練金鐘罩、鐵布杉也就是練奇經八脈的意思。武俠小說講什麼都是奇經八脈，那些都是練外功，但是外功不能治病。第二、第四跟第六諧波是所謂三焦的定義，上焦中焦下焦，所以我們看上焦的病時第六諧波一定是主體，中焦的病第四諧波一定是主體，下焦的病第二諧波一定是主體。但如果是看皮膚的病、體表的病，那就是平常講的三焦經。

三焦經沒有對應的器官

一般而言是要多一個內臟，才能多出一條經絡來的，但是三焦經沒有、也不必要有明顯的臟器，它是很後面的經絡，能量很小。比如說小腸經，小腸經不是整個小腸，小腸經在演化的早期出來的部分，大部分是脾經的，只有後來演化出來的那個部分才是小腸的。但是因爲小腸經走到頭上來，胃經也走到頭上來，所以它才跟我們的腦子管控的食慾與情緒有關係。

因此，我們可以瞭解，平常是要有一個器官才會產生新的頻率，也就是新的經絡。但是這個器官可以大可以小。而三焦到底是什麼器官，說實在我也不知道，它可能只是一些穴道，一些比較大的穴道，或許是全身的奇經八脈，或可說是皮膚？只要血管與器官耦合就會產生一個新的頻率。譬如說心臟一開始只有一個血管，這個血管只有一個共振頻率，但是肝臟長出來後，它們兩個耦合，就又會發生第二個頻率，然後腎臟長出來，腎臟還是二，可是它又耦合產生三，脾經來又會耦合產生四……演化過程裡面它就一個一個發生出來，胚胎發育的過程也是如此。所以三焦經只是它整個或全身的奇經八脈來耦合而已。以我們現在的知識，只能做到這樣的推測。

第三部

脈診

——未來醫理的基礎知識

第五章　傾聽身體的共振旋律

脈診是人體狀態的總報告

動脈所得到的脈波，也就是中醫在手腕上把到的脈，是人腦內數千個、心臟內數十個，以及全身其他各部份的神經節自動控制、調節循環狀態的總結果。我們可由此總報告，獲知全身的狀況，就如同由經濟部工業報表的總報告，便可獲知整個工業成長的經濟狀況。至於細胞分子生物學研究每個神經傳導物質與接受體在各神經節的作用，則好像去細看一個工廠中的一條生產線的報告。

脈診調控指標：能量、相位、缺氧

心臟在搏打的時候，就可以進行調控。但事實上不只心臟在調控，器官的微循環也可以藉由孔開得大一點或小一點進行調控。一開始的時候，器官中的動脈開口只開百分之一到百分之二，而且是輪流開的。器官只要一打開微循環開口，哪邊缺氧缺得厲害，血液就會趕去支援，速度非常快，壓力立刻進來。比如說腎臟，腎臟的共振波是第二個諧波，所謂第二個諧波，在接受舒張壓的時候，與全身其他部位一樣都是接受七十到八十毫米汞柱的血液。同時，第二個諧波的能量就分配到腎臟來。一分配到腎臟，腎臟中任何位置一打開動脈微循環的開口，血就由開口流到組織當中來了。假如要血量多一點，開口就多一點、大一點。但是，如果口打開太多，也會有副作用，口打開得太多的話，這個位置的壓力會降下來，那麼後面的血就要趕快再來補充。如果洩漏得太厲害，就會補充不及。這時候我們從脈診中會看到一個現象：如果腎臟在缺氧狀態，就會微循環開口。但是開太多的話，它第二諧波共振波的穩定度就不好。於收縮壓作用的時候去量它的強度，就會發現它撐不住了。

所以在脈診裡面有幾個指標。有所謂的能量（energy）的關係，也就是中醫所說的「氣分」，相位（phase）就中醫來講就是「血分」。此外還有一個是缺氧指標（ischemia index），就是氣分跟血分各自的標準差（standard deviation, STD%），這個標準差表示微循環的多少。開口太多就表示缺氧，因爲缺氧所以希望口開多一點。當身體變差時，一開始一定是能量供應不及，缺氧指標就會變得很高，這是我們身體的自動補償措施。人體有一個很大的彈性範圍，只有當剩下不到三分之一腎臟有功能的時候，去量血的成分，去量尿的成份，才檢查得出腎功能已經不正常了。但是如果從脈診來看，它老早就告訴你了，我們可以在很早的時候就知道腎功能不好，而且知道是哪一個腎的功能不好。不必等到看什麼尿素氮測試（BUN）、肌酸測試（creatine）……，甚至值很高了以後，才知道病了。由脈診判斷，一開始就可以看到腎的能量不足，等組織開始有一點壞死，它的相位（血份）就會跑掉，因爲它的共振頻率不對、變質了。通常我們會先看到缺氧的指標上升，腎一變壞指標就顯現。缺氧指標上升的時候，表示特定器官缺氧越來越嚴重，就快出問題了，所以會拼命希望增加送進來的血，於是就把微動脈開口一直打開，開口打開還不夠，缺氧指標就會一直上升，這時候就可能眞的因缺氧而局部壞死。所以我們通常會先看到缺氧指標持續上升。

脈診儀的構造與指標顯示

依據前述介紹的原理，我們開發了脈診儀（見圖十）。此儀器是藉由一小片（直徑5mm、厚度1mm）綁在關部（寸關尺）的壓力感測元件量取動脈管的搏動，記錄五、六個壓力波形，去除外界影響所造成不穩定的波形之後，將波形的資料送入電腦進行分析。

經過電腦分析之後，可以得到下列的脈波診斷表（表三）。

在表中，最上面幾行是病患的基本資料，下半部的最左邊一行（No.）由一至十，分別

表三：脈波診斷表

Patient ID: Age: 68
Record No:
Date : 96/02/07
Time : 15：34：04
Sex : Maie
Hand : Right
Measure. : new

No.		Intensity Flag	STD%	Phase Flag	STD%
0		++	3%	N	0%
1		++++++	2%	N	1%
2		—	1%	—	2%
3		————	5%	——	2%
4		+	7%	N	3%
5		++	1%	—	3%
6		——	12%	——	2%
7		N	13%	N	4%
8		++++	11%	—	3%
9	*	N	19%	——	3%
10	*	——	27%	—	5%

代表心、肝、腎、脾、肺、胃、膽、膀胱、大腸、三焦、小腸等十一個經絡。第二、三兩行強度(Intensity)原意爲各頻率血液壓力波動的大小，以中醫的名詞來說就是各經絡「氣」的強弱；「N」代表正常，「+」代表比正常強，「-」則代表比正常弱。第四、五兩行相位代表「氣」與「血」之間的轉換是否正常，由此我們可以得到有關血的資訊。通常「血」的影響比「氣」的影響來得慢；只要經絡的血液壓力波動有變動，在「氣」的指標上馬上就能看到變化，但「血」卻必須在器官產生器質性的變化以後，才能看到變化。因此一般說來，「血」發生異常的病患，比起「氣」異常者要來得嚴重。

另外從脈波診斷表上，還可得到器官

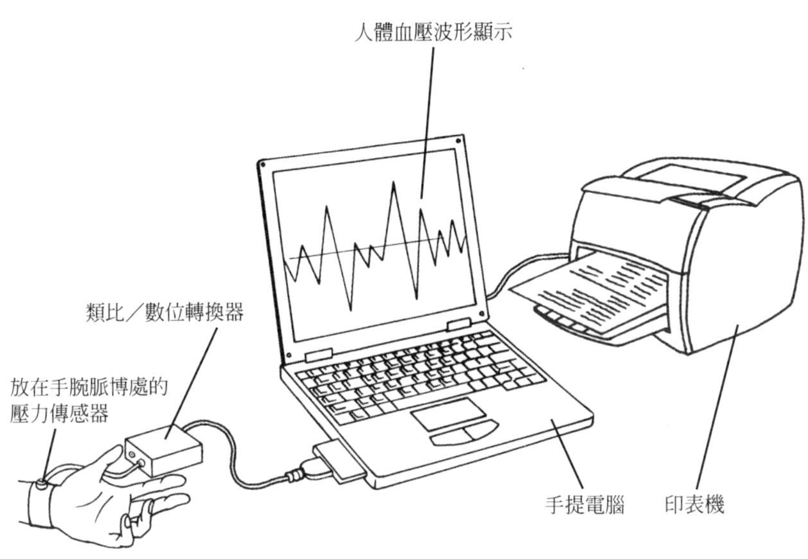

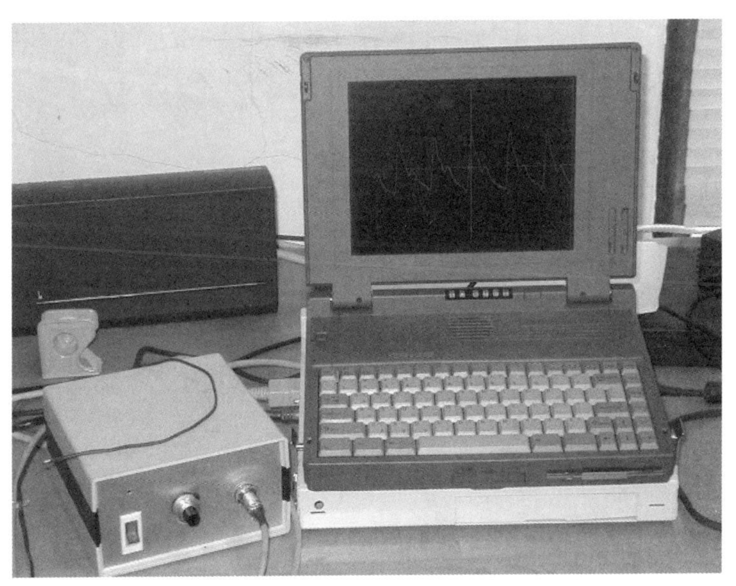

圖十：脈診儀的基本構造

是否缺氧的資訊，這些指標包括第三、五行（STD%）與出現在第二、四行（Flag）之前的「＊」符號。後者是當標準差太大時，分析程式會自動加上的輔助標記。其根據的原理是在人體中若某一器官長期缺氧，則其相對應經絡的供血就會比較不穩定，在數學運算時標準差就會比較大。一般在臟的部份（前五條經絡）標準差達到百分之三到五以上，或在腑（後六條經絡）的部份標準差達到百分之八到十以上，就屬於異常的情形。由於大標準差是因爲器官長期缺氧所引起，因此比起單純「氣」異常者也來得嚴重。

取脈部位：「三部九候」

以脈診儀研究脈波的結果診治的時候，要注意，在手上拿脈，要跟手上的標準脈比，在脚上拿脈則要跟脚上的標準脈比。如前述所，頭上以膽氣（第六諧波）爲主，手以肺（第四諧波）爲主，脚以腎（第二諧波）爲主。所以古人說要摸膽氣當摸頭上的脈，頭上的振動以膽氣爲主。脚上摸太衝、衝陽穴都能摸到腎脈。若再細摸脚上的肝經，不但可摸腎氣，亦可摸到肝氣。所以中醫說三部九候的基本原理仍是諧波，重點是摸到諧波的大小會因身上的位置而有不同。因爲諧波在身上有特定的分配，越低頻的諧波，波長越長。仔細觀察人體三焦部位，自心臟到脚是身上最長的一段，所以是第二共振頻，到手是次長所以是第四共振頻，到頭最短，爲第六共振頻。這好似樂器越長聲音越低。

肝經在人體最內側，延著頭顱內延腦下傳，經過軀幹內的肝才透出下身體表，由柔軟的下腹與大腿內側，最後傳到大腳趾。最早的生物只有肝經，逐漸發展之後才有腎、脾等往高頻演化的經絡，到人開始才有膽、膀胱、三焦、小腸經，頭腦才長這麼大。

我們的人體結構是盡量避免反射，以提高效率。前一章所述的迴流圈及微血管之網狀結構便扮演此項功能。人體花很大的力氣在控制這個部份，腦亦有很大部位與此有關。因爲迴流圈是避免反射的樞紐，所以刺激它對循環的影響很大。中醫書中所有的急救大穴——湧泉、勞宮、人中，都在這個位置。這類 AV-Shunt 集中的區域如手掌、腳掌、嘴唇等，容易散熱，但不長毛髮。

我們手上的循環是以肺經（中焦）爲主。手上若摸不到脈，幾乎便可判定心肺功能有問題。身上會痛通常都是由於缺氧，不通則痛，表示此時心肺功能還能支援，想要補救。但如已麻痺，則身體循環已將此部份放棄，反而不感覺痛了。

各血流被共振諧波擠入各器官

血液自心臟打出之後，由於碰到主昇動脈和舒張壓，所有能量有百分之九十八轉換成血管振動的位能。若依目前流行的血流理論，主昇動脈只是讓血液速度改變方向，果眞如此，血液速度應該維持一樣。但事實上，如前所述，在碰到主昇動脈後，動能只剩下百分之二，且其中有三分之二是往返振動的，僅三分之一向前流。血液往返振動的驅力來自於血液受血管變胖變瘦的擠壓，血管變瘦時向前一些，血管胖回來又吸回一點。器官亦如此。器官振動、血管變胖時血吸進去，恢復時又把血擠出一些，也因為這往返振動的作用，血球才不會凝固。若依血流理論，血液應越流越慢，流進器官時這種很慢的流速，會使血球都凝結成血塊，就像死豬如豬血糕般的腎臟。但活著的腎臟開刀時卻看不見凝血。因為活的腎臟中血是活的，一直在動。

血靠壓力傳送，若能用放射性元素標示，我們就會看到血流進流出，只有一小部份流進器官，大部份都又回流主動脈。如此下行快到終點的時候就很容易反射，所以形成迴流圈狀，再加上網狀之微循環，從兩邊來的血壓波就會相碰，能量即消失。而多餘的血液（能量）再由 AV-Shunt 溢洪道送掉。所以心臟打出來的血是經過很久才到器官的，由心臟打出來的血推前面的血，前面的血推再前面的血，真正進到器官的血是在器官門口、受到共振壓力一擠而進去的血。

脈診（缺氧）指標與器官再生

脈診儀是用來看脈的，那麼拿掉一個腎的人或腎衰竭的人在脈象上能看到什麼？腎脈還存在嗎？第二諧波不見了嗎？並不會。為什麼？因為腎脈不只在腎器官，也在腎經，所以除非腎和腎經都沒了，腎脈才會全沒。我們的下半肢都是腎脈，所以除非下肢全沒了，腎脈才可能消失。其實即使下肢全沒了，身體還是會做很特別的調整，腎脈會在其他的地方發生。所以斷肢的病人，脈象有時會很奇怪。而洗腎或腎快壞死的人，腎脈一定變差。但是，即使是在已經完全沒有腎臟功能的情況下，如果能做一些補救使腎脈變好，腎本身功能雖已無法回復，腎脈的其他功能（大小便、性功能）還是會改善。因爲腎脈掌管的不只是腎臟功能，所有肚臍以下的器官都和腎經或腎脈有關。之前有人研究洗腎病人練氣功後大小便、性功能等均可改善，就是這個原因。

如有病人作尿隱血測試，發現尿中潛血或血中含氮過高，顯示腎功能不好了，這代表什麼意義？當腎功能剩下三分之一，是否表示健康的腎只剩三分之一？其實不是。通常這代表兩個腎的功能總和只剩下了六分之一。檢查腎功能指標才顯現腎功能失常的時候，再來量脈，一定會發現腎脈壞透了，補救爲時已晚。又例如，如果大腦功能眞的死了，也不可能治得好。眞正死的細胞，即使循環改善了也不會活過來。然而細胞並非死了才沒功能。我們眞正能治的正是這類沒有了功能、但細胞還沒死的病。

如之前所述還有痛覺的時候，神經細胞因爲缺氧，細胞膜電位下降到七十到八十毫伏特，細胞過度活化，就會又痛又癢。如果細胞膜電壓再降下去則不痛也不癢了。此時細胞仍未死，但若讓它繼續缺氧，久而久之就眞的死了。到了細胞死了之後，即使再把循環改善，也治不好。只要細胞勉強活著，雖沒功能而處於缺氧態，就仍有救。例如洗腎者的腎功能壞到非洗腎不可時（腎臟低於六分之一、約剩八分之一），大概還有四分之一個腎處於缺氧態，此時若能把這四分之一治好，好好保養，還可以不洗腎。但若洗腎太久——已洗了半年一年，就會沒救了。因為越洗腎，血越不過去，腎就越萎縮，越沒救了。腦中風亦同，眞正死掉的面積與缺氧面積可能差六、七倍之多。又如心肌梗塞，缺乏功能的面積通常比眞正死掉的大好幾倍。所以此時若能減輕心臟的負擔，循環就會又回來，心臟便可逐漸痊癒。所以我們是在治療沒有功能而處於缺氧狀態的細胞。每當細胞死一分，便表示大概有六、七分處在缺氧狀態，讓這六、七分的細胞休養生息，才有機會救回。我們的心、腎再生能力差，但像肝這類器官如果好好保養都可再生。有些器官也像肝一樣再生能力很強。

脈診就是基礎循環生理學

西醫的專長是危機處理，所以中醫想在危機處理上跟西醫競爭，是不易成功的。中醫的長處是在尚未明顯發生重病之前的治療。除了重病之外還有些什麼病？在台灣，五十歲以上的人之中，有三分之一的人高尿酸、四分之一高血壓、五分之一高血糖，這些都是中醫的病人。中醫不需要去搶那些加護病房（ＩＣＵ）的病人，中醫要治的是高尿酸、高血壓、高血糖、偏頭痛、氣喘、失眠、下背痛、上背痛等等。你知道這些病人有多少嗎？我們的健保醫藥費一年花八百億台幣，可是民眾在保健器材、健康器材、運動器材方面，年花一千多億。我們前述的這些理論、方法，眞正發揮功能的地方便是在這一千多億裡。即使在那八百億之中也是佔一些地位的。

如果把中藥材的費用再算進去就更驚人了。台灣一年用掉兩百億中藥材，眞正做成中藥粉及醫療用的部份只有三十億，其他一百七十億大多是在餐館或飲料吃喝掉了。現在這個市場還是渾渾沌沌的，沒有人淸楚最正確的作法。例如曾有某公司把茶葉跟粉光蔘摻放在一起賣，懂得中醫藥的人知道了都會大笑：補氣跟滋陰的藥放在一起，究竟要補什麼？其實我們去看中醫的藥，很多都是這樣的。舉個簡單的例子，有一帖藥把補肺跟瀉肺的放在一起，等於沒有治。所以我懷疑古時候的成方很多都只是爲了幫助背誦，目的是要讓學習者記得各種歸經藥物，但不一定能直接抄用來做治病之用。眞的治病的時候一定要加減才行。如要正確而精準的治療，就必須要知道循環基本的原理，由脈診知道相關循環狀態該如何分析、追蹤。

也許有人會說用核磁共振儀（ＭＲＩ）也看得到血液循環。一點都沒錯。不過做一次檢查非常昂貴，而且不能細分穴道、經絡。用超音波也有限。那麼，什麼東西可以看到眞正循環的狀態？現有的儀器就只有脈診儀。不過如果不懂基本規則的話，還是看不懂脈診儀所提供的資訊。我們必須先瞭解循環的基本規則：血流到哪裡去？不到哪裡去？身上的運算規則如何？這些都是基礎生理學，基礎生理學沒有學好，要往深處去就不是正道，一定要確確實實懂得血液如何在身上分配的道理。

咽喉與肛門為防守細菌關卡

人類所謂的老化，多是由於循環逐漸衰敗，讓外邪進來，然後人體就慢慢的失守，最後死亡。其實這個過程是很久的，每個人都歷經幾十年。依照古書所寫的理論，男性最健康的年紀是在十七、八歲，女性是十六、七歲，以後就開始不健康了。我們跟外界的接觸主要有兩個通道——咽喉跟肛門，這兩者也是我們身體與外面接觸的關卡。健康退化的時候，所有的小病大多是從這兩個地方開始。在我們成長的過程中，這兩處一個是讓我們「進貨」，一個是讓我們「出貨」的。但是在結構上經絡要通過關卡的時候，十一條經絡幾乎都經過咽喉：內側是屬於陰的，肝經、腎經甚至脾經都經過，胃經更明顯；陽的則都走到外面來，十一條經幾乎都經過咽喉這個地方。所以任何一條經出問題的時候，我們的防守線就有缺陷了。再加上這個地方又是跟外界整天接觸的，所以這時候外面的細菌就會進來，住進來的時候起先是會打仗，打久了打不過它們，身體就只好認了，到最後就會跟這些細菌共生。所以每天早上起來痰很多，這是因為晚上睡覺的時候防禦力下降的緣故。到了中午因爲陽氣盛，所以好像沒事，等到晚上開始睡覺，細菌又出來了，我們又與細菌展開拉鋸戰。於是，慢慢地惡化，嚴重了就變成氣喘。

氣喘就是一些特定的細菌住在氣管裡。事實上，等到發生氣喘就已經很嚴重了。爲什麼氣喘容易致死？因爲細菌已經進入氣管甚至肺了，也就是我們的核心地帶，等於已經打到總統府了。所以氣喘算是相當嚴重的病，病患死亡的速度比高血壓還快。就中醫的理論來說，就是已經攻到最裡面——細菌已經住到最裡面了。

我們平常防守細菌的第一道防線在咽喉，所以嘴巴裡面有非常多的細菌，肛門也是，兩個對稱，肛門也有很多條經絡經過。肝脈、腎脈都經過肛門，所以很容易肛門搔癢。爲什麼？因爲任何一條經壞的時候血循環就會有問題，細菌就會在那個地方住下去，細菌住了就會發炎。這是第一步。再加上磨擦或便秘，大便太硬肛門就破了、長疤，又破了、又長疤，幾次之後，就變成內痔、外痔。但是要往裡面走也不容易，因爲裡面又有關卡。總而言之，要找到咽喉、肛門都沒有病的人很難。再健康的人這兩處多少都有點問題，只是發炎程度的輕重不同而已。喉嚨痰多、痰少，是由我們的身體及環境所造成的，我們沒辦法把所有外邪都從身上除去，差別只在於跟細菌共生的程度：正與邪的比例是七比三、八比二，還是九比一……越高越健康。大部份的人是在五比五、六比四之間拉距，氣喘病人大概只有一比九了。咽喉隨時都紅腫、發炎的大概是三比七。正氣跟邪氣在拼，心臟用力在打，等到剩下零點五比九點五的時候，大概就已經進病房了。

中醫應發揮治療慢性病的優勢——氣

病的過程不是一下子就跳過去的，而是一個階段一個階段地推進，一點一點地變壞。等到循環的道理都瞭解了之後，一點點的變壞都會看得懂，就容易治病了。簡而言之，我們只要一直往好的方向推就好了，不要等到變成零點一比九點九的時候才來治，還認爲自己很厲害。（所以有人說名醫醫死的人最多，醫死越多越有名。）爲什麼我們不在二比八的時候就把它推回來呢？在四比六時將之變成五比五不好嗎？慢慢推回來，讓身上的正氣越來越強，即便是八比二的病人還是能治的。所以中醫能看的病人應是全部病人的百分之九十五。中醫不需要去找那百分之一已是零點五比九點五的病人，又辛苦又難治。整個東方醫學的觀念是，不要等到那個階段才參與，在病人九（正）比一（邪）的階段就設法把他變成九點五（正）比零點五（邪），只剩下頭上及頭髮有一些細菌。我們之所以會長一些頭皮屑、會搔癢，也是細菌造成的，更不要說砂眼、香港脚，這些都是細菌造成的。事實上細菌到處都在，我們隨時在跟它角力、保持平衡，不同點只是看平衡在什麼地方。我們越健康，身上的細菌就越少。就好比說世界上有很多小偷、到處都有小偷，但也許台灣比例高一點，所以我們的病就重一點。我們都知道新加坡治安很好，但新加坡還是有小偷，只是壞事跟好事的比例與其他國家不同。現在西醫的做法是治病救命，所以他們有能力把一個快死的人拉回來。但重點是西醫不太會醫那些慢性循環病，而中醫會。所以中醫應該要利用自己的優勢，更要清楚知道如何去處理這些慢性病。

青春痘容不容易治？青春痘其實也是臉上循環不好，細菌在臉上繁殖、發炎。老年人臉上長老人斑是濾過性病毒，也是體循環不好。所以病毒可以活得比你好，不斷繁殖、增生。青春痘其實很好治，只是西醫沒有什麼好辦法，除了用抗生素跟換膚。換膚如果不能讓循環回來，只是把細菌燒死，新皮膚長出來，過不久就又會恢復原狀。我們有了這個以循環爲主的概念之後再來看疾病，眼界會完全不同。千萬不要等到心肺快衰竭了才去救。健康變壞的每一個過程我們都看得見，在任何時間都可以補救，爲什麼一定要等到生死一線的時候才去治？救人於垂死之際不是我們的專長。所謂東方的傳統醫學，包括中國的、韓國的、西藏的，眞正的功力都相同，基礎都是建立在「氣」——也就是循環——之上。所以一定要把循環的理論弄懂，其他都會變得很簡單。

循環不穩：「風」爲百病之源

中醫名詞中的一些物理性的因素，如「風」，也可以循環來定義。中醫所說的「風」是什麼？通常中醫古書上的一些敘述是文學性的定義，我們脈診所看到的「風」是操作型定義，是科學上可以定義的風。我們無法知道古書上的「風」的確切意義，但就其含意來判斷，「風」應是指循環的不穩定性，在脈診上看起來就是能量的不穩定。因爲微循環開口變多，造成標準差變大。組織局部缺氧到某一個程度的時候，小動脈末稍的開口會大量打開，這時候循環的穩定度就沒有了，這就是所謂的「風」。

中醫的「風」爲什麼化成別的症狀？就像我們所講的中風其實是腦出血，因爲腦部在嚴重的缺氧之下，會把到局部微循環的開口都打開，平常眞正打開的開口應該只有百分之二，但若是一直缺氧就會刺激開口打開到百分之十或以上，那時候腦部血壓的穩定度就沒有了，所以就容易中風。

至於血壓不穩爲什麼會造成腦充血？因爲不穩是缺氧，缺氧就會刺激心臟，心臟就會加壓，以提供缺氧部位更多的血壓。然而，缺氧部位的血管已經比較脆了，所以一加壓就容易破。從「風」到「中風」，其實就是腦充血的過程。古人只是觀察到「風」跟腦充血有關，卻不知道中間的來龍去脈。但我們現在從研究循環的過程中，就能夠逐步理解。如果曉得這些過程中發生的機制，要在中途插手治療、阻止過程惡化，就會比較容易。

病毒感冒（傷寒論）與細菌流行（溫病學）

就像剛才所說的，我們知道一個病人身上是如何從九分正氣、一分邪氣，變成一分正氣、九份邪氣，才有能力把他往回頭拉。光說「氣」的定義，只是在背古文。我們必須知道它的深層意義，以及最基本的生理學。

有病一定是正氣先衰，正氣先衰邪氣才會起來。所謂的邪氣事實上就是濾過性病毒跟細菌。張仲景的《傷寒論》已經很清楚地告訴我們那就是流行性感冒，幾乎所有的方子都是在治流行性感冒，整個《傷寒論》幾乎就是流行性感冒論。《溫病條例》所討論的就比較像細菌感染、流行病。所以假如我們把中國古籍拿出來看，眞正處理的問題正是濾過性病毒跟細菌的感染，這是人類的兩大天敵，我們一直跟它們共存在這世界上。最重要的是我們要知道自己的循環是什麼樣的狀況。當循環良好的時候，濾過性病毒、細菌打不過你，它只能留在你的咽喉、耳垢、頭皮上，表示你還打得過它，它還沒辦法攻進來。只要你知道循環是怎麼回事，就知道細菌下一步會攻哪裡，我們要從哪裡去打它。我們的身體就好像是個軍事要塞，要塞裡的兵力分佈在哪裡，我們自己要知道，每一個經絡就是佈兵、運兵的基本路線。

外傷影響循環

所謂的風、寒，最怕的就是外傷來幫忙它的入侵。外傷打壞了穴道、經絡，使佈兵、運兵的路線受損，甚至不能運作。但是外傷打傷的穴道並不是每個人都一樣，若要找一種成方來治療由外傷而引起的病，恐怕會找不到。因而長期治不好的病，大多是外傷。外傷有很多種：小時候摔傷、脊椎骨歪掉……，這一類問題最難治。這一類病的每一個個案也都不一樣，所以想從古書上找出它的治則是不可能的。唯一的辦法就是好好把循環理論弄清楚，無論病在哪裡都能治。

本來如果只有受傷，身體的症狀不會那麼嚴重。是因爲受了傷以後，細菌、病毒趁虛到身上活動、催化惡化的過程，才會惡化的那麼快。光是循環不好，還有機會改善。但是，自然界不容許你有這樣的機會。就像動物一死，甚至只是病重，禿鷹、豺狼馬上就會叼走。我們只要身上抵抗力一差，細菌馬上就會進來。細菌到處都是，隨時在等著，是我們一直防著，不給它機會，你只要一鬆懈，它就進來了。只要晚上暴飲暴食一下，第二天早上咽喉馬上不舒服；風一吹，手冷一下，就打噴嚏。可是從西醫的外因理由看不出道理；手冷到，應該先長凍瘡，而不應該是先打噴嚏呀？但是事實卻是先打噴嚏，爲什麼？因爲手一冷，肺經的循環變差，我們的「部隊」就變少了，細菌本來就住在這裡，不是由外面全新感染的，只要經絡的血液循環一少，它們馬上知道，幾秒鐘就反應了。我們的防禦部隊一旦瓦解，細菌就會立刻出擊，不會等的。所以事實上，我們一直處於這種平衡的狀態，我們打不過去、它們也攻不過來。好像兩岸的關係，四十年前我們一天到晚說要反攻大陸，現在是對岸成天嚷著要打過來。人跟細菌也是一樣，打仗的過程是很久的，外行的人才會認爲怎麼人一下就死掉，內行的人卻能看到中間的每一個進程。好比眞正的大政治家是要在中間扭轉局勢的，一個好的醫生也是如此，不要等到人將死了才來補救。要在劣勢變化時、在身體還沒眞正垮掉時扭轉情勢，這個時候還有機會。但是，每一個過程都要懂，才有這樣的能力。如果這些都不懂的話，最大本領就是醫死人。我們不讓血液循環惡化，癌症就根本不容易發生。等到發生了癌症才來治，西醫的γ刀、放射線會比較有效，但這就不是中醫的專長了。

循環不良的警告：痰與發炎

「風」也會化爲痰。在傳統的書籍上，痰是沒有所謂良性的。良性的痰會在身體的新陳代謝中自然消化。就像眼淚，如果沒有特別去刺激的話，我們分泌出來的眼淚會從淚管排掉。雖然我們的嘴裡永遠有口水、鼻子裡永遠有鼻涕，但是我們排出來的跟代謝掉的一定成比例。所以所謂的痰，沒有正常的。生病的時候，有痰的比較嚴重還是沒痰的比較嚴重？這就好像說生病時便秘跟瀉肚子哪一個比較嚴重？痰會出來，表示循環是壞的，但是還沒壞到沒有。所以可以說咳嗽咳到乾咳比有痰更不好。等到變乾咳，血循環幾乎沒有了，細菌已經戰勝你。所以還有痰，表示基本的氣血還維持得住。

乾咳比有痰更糟，是因爲身體一些基本的免疫能力還能維持在某個程度，痰才出得來。

好比說發炎、化膿還不是最嚴重的狀況，比較嚴重的是下陷而不化膿的發炎。至於最嚴重的狀態，則是整個身體都被細菌佔住而沒有抵抗力了。身體都沒有反應，看起來跟健康狀態很像，事實上是已經沒有抵抗力。沒有抵抗力就像許多殺人犯滿街跑，我們都還不知道，因爲警察已經沒有能力追捕了，甚至不知道他們的存在。大家還以爲天下太平。其實是因爲回報系統不好，警察已經失去了功能。這道理是完全一樣的。當有外邪侵入，我們身體中的抵抗力還曉得去對抗，那還不是最危險的；最危險的是我們一點都不知道。一旦循環不夠了，就會產生「風」，循環便不穩定，下一步就是外邪入侵，就生痰了。如果痰清了，有兩個可能情況，好的情況是循環好了、外邪走了，壞的是外邪戰勝身體、循環沒了。

心肺功能（四七脈）與抵抗力（三六九脈）的互動

我們眞正要瞭解的是血液在身上如何分配？如果知道這個重點，就能知道宗氣、營氣、衛氣等在身上的作用是什麼。血能順利到達的地方，宗氣、營氣、衛氣等這些東西都在，自然就不會生病。生病是因爲有一個地方血液到不了，疾病就從那裡發生。另外一個因素是外邪入侵，細菌從外面侵入，而且大多是從前面所提到的那兩處：上口（咽喉）跟下口（肛門）。濾過性病毒侵入以後，便是《傷寒論》所講的「太陽經受之」。我們在做脈診的時候也看得到這個現象，而且首先就看到這個脈。剛開始大家都看不懂，後來發現每個感冒的人都是這個脈，病毒一進來就先進入足太陽膀胱經，然後嚴重的就會到手太陰肺經。等感冒變比較輕的時候，膀胱經先好，肺經也會慢慢變好。假如看脈的話，因爲肺是第四諧波，膀胱經是第七諧波，所以第四、第七諧波的能量上都會看到很多正的符號。這種脈不只限於感冒，像甲狀腺亢進、B型肝炎也是，所有的濾過性病毒進來幾乎都是這種脈象。我們懷疑甲狀腺機能亢進也是濾過性病毒造成的，從脈象上可以看得出來。這種脈有什麼特性呢？第三、六、九諧波的能量一定都是負的，第四、第七諧波爲正，這是我們所確定的脈的第一型。

我們發現這個現象之後，與《傷寒論》一對照，《傷寒論》也說太陽經受之，嚴重的時候走太陰。再去看那藥方，果然是那種病情發生時最好的藥方。第三、第六、第九諧波其實就是我們的抵抗力，是脾經、膽經跟三焦經，也就是抵抗力的來源。所以當我們的脾經衰弱的時候，抵抗力就比較差。換句話說，看到第三、第六、第九諧波很負，就代表抵抗力沒有了，剩下的能量都放在第四、第七諧波。第四諧波是中焦，手也是屬中焦，所以能量留在中焦的膀胱經，代表留在心肺、重要的內臟中。我們的血循環通通調回來在防守心肺，而抵抗力則被濾過性病毒壓制得非常差。這就像是我們要去偷襲敵人，得先把敵人的飛彈基地毀掉、雷達系統炸掉。自原始的動物開始，就一直在和濾過性病毒作戰，打到現在，病毒當然知道如何對付我們。所以它們第一個動作就是把人的抵抗力減低，也就是壓制第三、第六、第九諧波。

如果懂得這個道理，整本《傷寒論》的核心思想就都能懂了。在不同的病程時，會看到不同的脈，起先第三、第六、第九諧波能量一點負，但是第七諧波的能量很正很正，過一會兒，第三、第六、第九諧波能量很負，但是第四、第七諧波的能量都變正了，這時候病最重。感覺到生病並不是在病症發生之初，第七諧波能量開始正時還沒什麼症狀，不過我們知道可能要感冒了，兩、三天之後就會開始發作，第五到第七天最嚴重。之後逐漸變好，第四諧波正能量開始退，第七諧波正能量也開始退，第三、第六、第九諧波能量則開始正回來，「正氣」開始回來就好了。整個過程大約是兩個禮拜，假如你發病時間比這個長，表示抵抗力比較弱。

通常第三、第六、第九諧波開始負就代表抵抗力沒有了，這時候身上所有的細菌都會出來造反。所以原來頭上有點癬，此時會滿頭都是；原來喉嚨不好，此時會發炎；這些並不是濾過性病毒直接造成的反應，而是它把你的抵抗力壓下去所造成的。下次可以留意一下，每次你感冒的痰經常是一樣的，可是你的痰跟另外一個人的痰卻不一樣，因爲你身上住的細菌跟別人身上住的細菌不一樣，濾過性病毒造成的副作用是自己身上的細菌造成的。有人感冒好了還咳嗽咳四個禮拜，這不是感冒的問題，這是因爲身上的流氓、土匪太多，平常沒有好好保養身體，把它們都趕走。假如好好保養，身上正氣是九分、邪氣只有一分，頂多頭皮癢，絕對不會又感冒、又咳嗽的。身體不好的人更嚴重到會氣喘。氣喘其實並不是從濾過性病毒來的，而是你身上的細菌造成的，因爲沒有抵抗力所以發作。被濾過性病毒感染時，因抵抗力變差，當然也容易受到體外其他病原感染，尤其是幾種病原在一起傳染的感冒，那就會是最嚴重的感冒了。

外邪傳佈順序：循經與越經

從頸內中軸上頭於體內傳導的肝經（第一諧波），以及從胸口上來到耳朵的腎經（第二），通常比較不會感染。比較易受感染的是三焦經（九）及小腸經（十），因爲這兩者在能量分配上比較少。所以平常如果咽喉發炎的話，通常會先發作在小腸經，會先痛兩側，再來是三焦經。此外，因爲負責聲帶括約肌供血任務的主要是大腸經，所以等到大腸經（八）感染時，聲帶就會受影響，就容易發不出聲音。假如到膀胱經（七），這類發炎就比較嚴重了，這時候就會往身體軀幹內部（低頻）走，這時咽喉都守不住了，越到裡面就越重。

脈診諧波的順序就是能量的大小：最大的能量在肝經，越到後面分配到的能量越少。能量越少，血的分配也就越少，意即部隊越少，所以敵人要來攻打的時候就會從這些地方下手。我們身體中任何地方的防守一弱，細菌就攻過來了。細菌寄生在體內，我們治病時則是從外面「猜」。不過，猜也有猜的原則。正常人一般是小腸經（十）最弱（不過要注意每個人不一樣，如果每個人都一樣的話就不需要醫生了，寫一個電腦程式就可以看所有的病）。還有，疾病發生的過程通常是先循經傳而後才越經傳的。循經傳還是在線性的範圍——一條經絡的血循環被傷害到，所以所有的病都在這條經上。一條經絡是同一個共振頻率。

我們的小腸經是第十個諧波，由於能量不夠，所以這條經最容易發生問題。就像中醫書上所說的小指頭酸痛、耳朵不適、面上長斑等，這些多是小腸經氣血不通造成的。這些是生理症狀，小腸經循環不好，細菌就容易進駐。如果小腸經上沒有血，就等於沒有防守，敵人就會長驅直入。但是細菌想進入旁邊的經絡並不容易，因爲如果旁邊三焦經還很強、部隊又多，細菌是打不進去的，只好躲在小腸經不出來。不過還是會在那兒找機會，看膽經等其他經絡有沒有問題。這時候任何一個經絡如果能量不足，就會越經傳。

《內經》、《傷寒論》是從相生相剋來說，也可以從能量的互換來說明，以互換的原則來看就可以越經傳。不過這也是在一般的狀態下，通常小腸經（十）不好，胃經（五）也會不好，因爲兩者爲相生，這是有一定的規則的。只是每一個病人程度不一樣，會有先天體質的影響。譬如說一個人天生就腎虛，別人的病是從小腸經經過胃經的路線傳入，他則從小腸經一下子傳到腎經去。如果是肺先天虛，能量只有別人的百分之二十、百分之十五，就會從小腸經跳到肺經（四）。這就是困難的地方。書上告訴我們的是基本的治則，但是眞正碰到病人的時候大多不是這樣，沒有一個百分百標準的例子。但是這些原則還是要參考，配合觀察病人的特性，看他到底是哪裡虛。所以，觀察一個病人需要一段時間，看越久越清楚。如果病人病得很重時才來看，只看他一次，就不容易明白他是如何淪落到現在這個狀態的。假如有他生病之前的資料，在治療時就比較容易下手，因爲久病不容易推測其基本體質，短時間內也不易瞭解病程之轉變。

由脚開始的經絡都比較重要，分佈的也比較廣，所以古書上會盡量提到。這並不是說手上的經不重要，但是從症狀上來看也是足的部份比較嚴重。由脚開始的經絡譬如膀胱經、膽經、脾經，都是比較大的經絡，小腸經相對地小很多，所以到膀胱經、膽經的病幾乎都已經是大病。以太陰病來說，脾的病通常會導致肺的病，肺的病會造成全身缺氧，進而引起解毒超勞的肝病……等。

循環管控與脈診原理

看診主要用儀器，沒有儀器幫助的話是很難達到精確的程度的。當然我們還是可以做比較粗淺的評估，只是，已經有了精密的儀器，又何必去猜測呢？脈診儀能將各種內臟的共振頻率都分析出來，而諧波就是把心臟當作基礎頻率，在數學上分析其他倍頻是它的基礎頻率的一倍、兩倍……等頻率，也就是它的諧波。第一諧波是我們的心臟打出來的基本頻率，第二諧波爲基本頻率的兩倍，第三諧波爲基本頻率的三倍。越是高等的動物，諧波數就越多，一倍、兩倍、三倍等一直增加，越低等的動物越少。演化的過程中高倍頻的諧波不斷演化出來，因爲血的分配越來越精細，所以頻率越來越多，器官也就越來越複雜，這樣血液的分配才會精準。

瞭解脈診不等於瞭解全面複雜的循環管控

我們腦部控制循環的神經節大概有上千個（已知的腦部控制心臟及循環的神經節），心臟大概就有三、四十個已經知道的神經節（心臟自行控制的神經節），這些結構類似電腦的中央處理器（CPU）。心臟打一個波，是要打高一點還是打低一點，就是由這些CPU控制。稍微調整一下波的形狀，結果變化就很大。事實上我們所量到的脈波，並不是心臟直接打出的波形，而是心臟的輸出，加上血管、器官共振的結果。在我們的身體裡面，心臟、血管跟器官都在互相平衡，讓身體能夠有效率地運輸能量。這是一個非常非常複雜的系統，我們現在也還沒有完全瞭解。但是我們對脈診分析已有相當程度的把握。部份原因是因爲古書已經對脈有這麼多的說明及敍述，再加上我們看過了上萬個病人。但是至於這個脈象是怎麼產生的？我只能說，我們是知其然而不知其所以然。事實上我們也還不知道大腦到底是怎麼控制心臟和血壓的？心臟在細節上是怎麼控制的？我們的瞭解都很有限。但是我們已經大略知道當這樣的脈象出現時，身上到底發生了什麼事。至於這個脈象究竟是怎麼發生的，則是另外更深一層的研究。

就像對中藥的研究，我們一直持續在做，我們可以知道哪種中藥會產生什麼作用，像歸經的特性等。但是爲什麼會有這樣的作用，我們還不明白。只是既然知道怎麼作用，在用藥上已經綽綽有餘，我們已經可以達到用藥的效果。雖然不知道這個藥到底作用在什麼部位、接受體在哪裡。同樣地，我也不知道循環到底是怎麼控制的，我只知道這複雜得不得了。我們每一條血管上面都有平滑肌，平滑肌是完全可以接受到大腦中交感神經、負交感神經的指揮，來控制彈性的。器官裡面也有平滑肌，然後每一段血管上面也都有，並且在大腦裡面都有對應的反射區，所以我們的腦事實上能控制身上每一段血管（大概除了頸動脈的控制差了點）。每個地方、每個器官都有控制能力，再加上局部要不要把開口打開，也能夠控制，所以這個控制的機制就變得非常非常複雜。生理上到底經過哪一個神經節、哪一種神經傳導物，我們也都還一無所知。

總體經濟（中醫脈診）與分項經濟（分系統循環管控）

所以有人打一個比方說，中醫對循環理論的瞭解有點像總體經濟學，只要控制貨幣供應量、控制雙率（利率及匯率），就可以把經濟管理得很好，那些細部的東西自己本來就在運作。同理，要瞭解身體，不見得要先知道每一個接受體、每一個神經節的作用，還是可以從總體狀況來掌控。現在國家經濟的控制也都是從總體經濟的層次來管理，不可能用個體經濟來控制。任何一個國家都一樣。作爲一名中醫師，所採用的手法事實上也是總體經濟，我們只需瞭解這個血液循環和心臟健不健康？每個經絡健不健康？血有沒有送到每個經絡去？只要知道這些，所有與循環相關的病都會治了。更何況還有工具可以幫助你。根據經絡的原則，我們可以用物理治療的方式，像是針灸、刮痧、按摩、搥打、拔罐、推拿等，也可以用中藥材，以中藥材的規則去改進每一條經絡的循環。

總體經濟學只管電子、化工、機械、紡織、房地產等產業發展是否平衡，不平衡的地方，就多撥一些預算，其他細節則由各個行業自行管理。我們的十二經絡就好像工商業的十二大行業一樣。我們是這樣來看問題的。心臟夠不夠強，好比政府的收支狀況好不好、總支出夠不夠？總輸出不夠的話，身上會依一定的順序調配，第一個放棄的一定是胃跟小腸經的血循環。這就是爲什麼老人的心臟病表現總是胃痛，事實上這種胃痛都是虛的；像是老人缺血性的胃病，胃壁吸收面積減少、胃酸不夠，幾乎最根本都是因爲心輸出不夠。這是自然調控的順序，是一個很聰明的設計。因爲小腸經跟胃經被放棄的同時食慾會下降，這是因爲身體希望達到減肥的效果。而在變瘦的過程裡，就補償了心臟輸出的不足。所以有七、八成的心臟病患者，變瘦了以後病就好了一大半。本來心臟輸出不足，你少吃一點，體重下降，負擔就不會這麼重了。

五臟管生存，六腑司慾望

五臟大部份是主管它本身的必要功能，六腑則與我們的欲望有關。爲什麼六腑與欲望有關？從演化過程就可以瞭解。五臟是基本生存功能，例如肝是解毒，腎是排尿等等；六腑卻同時與欲望有關。我們腦的開發都是演化後期開發的，從胃經（第五諧波）開始，血才開始流到腦部，所以供應到頭上的血都是從胃經開始的。胃、膽、膀胱、大腸、三焦、小腸，通通都到頭上來。所以在演化過程裡，凡是大腦在控制的，例如我們大腦情緒的開發、欲望的開發，都與六腑有關。心，也就是高頻的部份，這些是後來才開發的。

因爲經絡是在頭骨外面，所以我們可以推論，再往頭骨裡面去，其相應的部位可能就是經絡在大腦上的分佈，但是我們不能夠確定往裡面是怎麼走的。演化的過程中，最低等的動物只有延腦，然後慢慢出現中腦、間腦、大腦。延腦部份的共振頻率主要是肝，因爲延腦是最早長出來的腦（在那個層次的生物只有一個諧波——肝脈），等到中腦出現，就跟腎經、脾經有關。我們現在所謂的大腦那些精細的功能：如情志、欲望等，都是等到腦的階段才有的，也就是到了很高等的動物才有的。到牛的程度都還是笨笨的，所以牛不會拐彎抹角的去想東西，因爲牠的大腦不發達。這也符合我們研究的發現：人眞的死亡的時候終極指標是肝經，亦即腦死的順序是膽經先死，但是要完全死亡的話，延腦也要死，那就是肝經死了。

「子午流注」可能是微循環現象？

中醫的氣血循環、十二經絡都有一個隨時辰改變的變化，然而諧波在一天二十四小時的變化又是如何？我們可以中醫所謂的「子午流注」來解釋，但是只能就目前所瞭解的來說明，並沒有定論。我們量過人體二十四小時脈的變化，但是沒有看到子午流注。換句話說，書上說凌晨三點到五點是肺經，我有個學生眞的半夜叫人來量，並沒有看到三點到五點的時候第四諧波有上升的現象。

因此我們現在對這個理論的認知，是認爲可能是在微循環的部份調控的。也就是說，早上的時候可能是肺經的開口開得比較大，所以去肺的循環自然增加，也就是說平常的時候大概只開兩個百分比的微血管，可是輪到肺經的時候，可能就會開四個百分比了，進去的血自然就增加。這種調控本來就可分爲是兩方面的，一個是提供的能量很多，也就是送進來的「氣」多，另外一個是局部的開口數變多。目前我們對子午流注的解釋傾向後者，指的應該是微循環。只是我們現在微循環的技術還沒開發到那種程度，很難實證。假如眞的是脈這邊的現象，我們老早就會看到，十幾年前就做了，但是並沒有看到。那個時候只看到餓肚子跟吃飽時候脈的變化，但是從脈象上沒有發現子午流注的現象。所以子午流注應該不是從脈來的，這點我們很有把握。不過，我們也沒有證據證明子午流注不存在，只知道不是從脈來的，我們現在相信應該是從微循環那邊來的。

針灸與調氣

針灸分為針與灸，此外還有針上灸。針就是直接下針，而灸是以艾草悶燒來加熱。針上灸跟直接灸其實並無不同。在足三里直接灸，對全身的循環都有影響，但是對足三里以下到腳部的血循環，則與針剛好相反。當灸某穴道的時候去量身上的循環，跟針某穴道去量的脈都一樣，但是量足三里以下的循環，是灸的話循環會增加，是針的話，循環會減少，十針九瀉。不過，雖然灸增加了穴道以下的血量，但是對整個身體來說還是太少，而且還只影響一隻腳的血。所以就治病的立場而言，針跟灸的結果並無差異。

但若是阿是穴的話就有差別。如果選用阿是穴，大部份用灸的情況會比用針好。假如要用針，一定要用提插等補的手法。十針九瀉，一定要記住，針下去對那穴道點跟其下面（遠心端）的穴道都是瀉的，古書上早有記載。針灸的目的，有點像我們在彈吉他之前的調弦、修正樂器的走音。本來每一條經絡都有自己的共振頻率，心臟打一個波，每一個內臟及其經絡有一個共振頻率。經絡不對了，頻率跑掉，就像樂器走音，因此必須調回來。

針灸就像調音，而針上灸可以把熱直接由金屬針傳到組織較深的部位。所以如果穴道較深，針上灸會有一些好處，但也有因爲下針而瀉的壞處。

用艾草薰基本有兩個作用，一個是艾草點火，藥氣會出來，另外一個是它的熱。事實上所謂的「周林氣功機」（八〇年代在大陸流行的一種儀器，據稱能治百病），就是模擬艾草，艾草薰的波長是比較偏遠紅外線的。周林氣功機是最早發明的，後來日本人的遠紅外線儀器都是抄模大陸的機器。遠紅外線跟灸的主要目的，都是加熱。事實上比較接近水的透過光譜吸收最少，大概在一千一百毫微米（nm）以上，也不接近血紅素的吸收光譜，血紅素吸收光譜大概是八百多毫微米，所以用一千一百毫微米以上的波長就比較能深部加熱。灸比一般的加熱有效，紅色光（七百到八百毫微米）在身上比較不能進到身體裡去，因爲它較爲接近紅血球的吸收光譜，所以在表面碰到紅血球細胞時就被吸收掉了，無法再往裡頭一點加熱。而到了一千一百毫微米以上，水的吸收也很少，此種波長之紅外線就更能深部加熱。有時穴道比較深的，用熱敷的效果就比較慢，因爲只應用傳導及對流。用紅外線加熱效果就比較好，因爲是以輻射來傳熱，可以透過皮膚及肌肉，直接向更深層加熱。一般來說，紅外線波長不同，其加熱效果就不一樣。所以事實上周林氣功機有特定的結構、特定的波長，日本人在這個研究上花了很多錢。

另外古書上說要「灸」足三里，與「針」有何不同？前面提過，就效果來說灸和針沒有什麼大不同，我們人的細胞壁是脂肪做的，和豬油很像，一加熱就會融化，融化就會軟，軟後共振就會變。實際上，下針之後，是下針處離心遠端的血變少，而其他的地方血變多。灸是其他地方與針的結果一樣，血會變多，但灸的地方以下，血循環會變大而非變小。所以不管是針或灸，都是如同把這個穴道捏住，而改變其振動的方式。

內臟是把經絡耦合起來，穴道是小耦合共振腔。所以針灸足三里後，第三、第六、第九個諧波能量增加，因此國外說用功能性核磁共振儀（function MRI）看到針足三里使頭上血流增加的現象，其實沒什麼好驚訝的。我們由第六諧波的能量增加就已經知道了，不需要用幾千萬台幣的功能性核磁共振儀來證明。

第六章　脈診指標、中藥與安慰劑的運用

如何判斷脈診

氣分病：經絡的能量不平衡——以傷寒爲例

在脈診結果上（如表四）看到的第一行是能量強度，此指心臟將能量打出來後在身上分配的狀態，一定會有正有負。開始正的時候就是有感染，也就是有外感——如細菌性感染、濾過性病毒之類的感染。如前所述，通常濾過性病毒的感染（傷寒）一開始一定是第三、第六、第九諧波會負，第四、第七諧波會正，這個時候就是免疫力被壓下去（三、六、九皆變負），並使心肺產生虛火（四、七變正），然後部隊都被調去保護心肺了。通常我們被攻擊成這樣的時候，身上的宵小份子就會開始猖狂，防禦力被破壞，本來住在咽喉裡的

表四：一位 41 歲女性病患的左右手脈診議輸出指標，此人因氣虛及左肩膀受傷而造成多年婦科病。

Patient ID: Age: 41
Record No:
Date : 96/05/01
Time : 15：29：28
Sex : Female
Hand : Left
Measure. : new

No.		Intensity Flag	STD%	Phase Flag	STD%
0		N	1%	N	0%
1		++	1%	N	1%
2		N	1%	−	2%
3		−−−−	2%	N	3%
4		++++	1%	N	3%
5	*	−−−	3%	N	4%
6		−−	4%	N	5%
7		N	5%	N	5%
8		−	8%	−−	6%
9		−−−−	8%	N	8%
10		++++	11%	N	9%

細菌，就會通通跑出來——本來腸子裡有細菌此時就會拉肚子，本來氣管有細菌就開始氣喘了。

所有這些病都是因爲抵抗力沒有了，才會跑出來的。這也是傳染新細菌的最佳時機。如果再加上多種細菌感染就是雪上加霜了。觀察能量的分配時要注意哪些地方多了，哪些地方少了，多了的地方大部份都是感染。另外一個要考慮的就是虛火。例如肺很虛，肝火就會起來，嚴重的話，低血壓也會上來。那時候看起來也是肝火，但其實是肺虛的肝火。如前述的傷寒，是免疫力被壓抑後呈現的心肺虛火。

血分病：經絡器官的組織已產生改變

至於表四中的第二行，這個部份比較難解釋。第四行的血分（Phase）指標是我們脈診分析中很獨到的發現。中醫所講的氣與血，一個是能量（如前述），一個是組織結構，結構就是血分。血分是什麼意思？血分就是指組織變形了——譬如說肝腫起來，或是肝硬化、肝纖維化，這個時候雖然心臟的能量送得進來，但是振動頻率不能配合，血還是進不去。通常這是病的後期了。

所以總是氣分的病在前，然後才變成血分。等跑到血分，病就變重了。也就是結構已經變形了。雖然共振的能量送過來，組織的吸收卻不好，因爲兩者的頻率不對。所以就變成所謂結構的病。這個論點中醫古籍就曾記載。《內經》或其他經典都有「氣行血」的說法，而且大概都是對的。所謂「氣行血」，氣病久了血就病了。要判斷氣分病和血分病，看《內經》就夠了。

缺氧指標：微循環的開口程度

所謂的缺氧指標（Ischemia Index），跟眞正的缺氧狀態很接近，但是又不完全一樣。怎麼說呢？缺氧指標的比例越大，就表示小動脈的開口開得越多。開太多的話，脈就會不穩定。小動脈之所以開很多開口，是因爲組織缺氧。所以我們從這個指標就可以看出組織缺氧。

所謂血分的缺氧是什麼？通常氣分的缺氧變化會比較大。一個病一開始一定是先從氣分的缺氧開始，然後正的指標就會不穩定。我們身上的血循環如果不夠（缺氧），身體自己會補償，補償的第一步就是先把微循環開口開大一點，如果一直開大還不夠，就會希望心臟可以多送一點血來，多振動一些，增加能量。但是再增大以後還是不夠維生，組織就開始變形了，可能水腫，進而變硬。這時候就可以在結構血分上看到，等過了一段長時間，結構就壞了，甚至死了或纖維化。

所以病程是分階段的，要學會看脈的各個進程。通常病最好治的階段是在缺氧指標很大、血分還沒壞的時候。不管在哪個階段，我們第一個要注意的就是缺氧指標很大的經絡，那是治療的第一個攻擊點。這個時候最好治，因爲身上的補償作用還很強，只要想辦法把能量送過去。缺氧指標很大的經絡的口都開得很大，而它後面的功能都還在，器官也沒死沒壞，所以只要血一送過去，能量一供應，它就能恢復了。假如再晚一點，就算送能量去，它也吸收不到。組織若已出問題，開口也開不了了。此時如要治療，用普通的藥已不夠。同時，如果開口開了一大堆，都還拿不到血，再過一段時期，組織就會死掉了，這時候感覺上也不再需要開那麼多口。這好比天災初期，災民會強烈要求政府多撥款，等到過了一陣子，好像沒人來要錢，並不是問題已解決，可能是災民都死了，政府再撥款過去也沒人取用。錢的功能已經沒有了。

以我們的腎臟爲例，剛開始的時候身體會自動補償，把微循環開口開得很大，希望身體能多送點血來。結果還是沒有送血來，組織就開始水腫，進而壞死。然後組織的自然頻率就開始異常，異常以後，血更不容易送進去，身體也會開始接受這個事實。就像政府施政，政府雖然表現不佳，民衆生活過得很差，但是還是得接受這個事實過日子，因爲沒辦法改變了。所以這時候血分的表現就跑出來了，組織就壞了。到這種程度才要來治，通常比較困難，因爲這時候器官的大部份組織已經在要死不活的狀態，再嚴重就眞的會死掉了。

只要一看到腎的血分指標有負，就表示這個人的腎功能已經有點問題，因爲在結構的部份有了病變，通常會很麻煩。其實肝、腎的血分有問題的話，病通常不輕。脾就還好，因爲脾跟全身的循環有關，如果身上有些地方的循環堵塞了，會影響到脾，但不一定眞的是脾臟本身出了毛病。如果血分有正，也很麻煩，因爲結構跑了，共振頻率也跑了。這類發病的情況會有兩種：一種是硬化，一種是軟化、纖維化。硬化則組織會比較硬，纖維化以後則可能組織會變比較軟。因此血分指標不論正、負都不好。

氣分的缺氧指標代表能量的供應，小動脈微循環的開口開得很多，血分的缺氧指標就有一點點不同。如果是人體組織結構上的不穩定，當然也可能跟開口有關，但是也可能跟開口無關。西醫大部份都談結構，很少說能量，氣分是東方特有的東西，所以很多人稱東方醫學爲能量醫學，就是這個原因。

由缺氧指標看病程

有時候，能量很正、缺氧指標大的，跟能量負、缺氧指標也大的，兩者的意義不一樣。通常能量很正、缺氧指標又很大的最好治，這個時候心臟還在反應，身上又開很多口，送更多的能量過去能夠被吸收；表示政府在撥錢，地方也有效地工作。所以這時候只要治療對了，或是從外面幫個忙，很快就能痊癒。能量不正、缺氧指標高的情況，其實也不難治，只要缺氧指標還很大，就代表身體有正確反應。一如災民在要錢，只是政府還沒撥款。這種情況通常發生在心臟有反應，但是管道出了問題，好比政府賑災的錢被官員在中間貪掉了。所以這時候就要在經絡上疏通管道，也還不難治。換句話說，只要氣分的缺氧指標高，病都還不算太壞。治這種病人是最討好的，只要捶捶捏捏就好了。假如一個病人說他頭很痛，那就是表現的好機會，通常會痛的，缺氧指數都高。等到痲了、木了，缺氧指數就不高，因爲沒有反應，然後結構就會開始出問題，病就難治了。從這個指標來看病程的變化，就會非常清楚。

缺氧指標在一個健康的人身上，起碼都要在五個百分比以下，越低越好。像肝、腎通常都是零，到高頻才會稍微大一點點，低頻的都應該在五以下。高頻一定多少會有一點，所以以最嚴格的標準來看，沒有人一點問題都沒有、完全健康的。就算找來標準的一百位年輕男女，也是有的人多一點、有的人少一點。標準值是經過統計的。

如何觀察疾病的演變

判斷疾病的另一個重要觀念，是要知道哪裡最嚴重。最嚴重的部位可能也是最早發病的部位。治療的時候要治到最源頭，不能只治缺氧指標高的地方。通常看到的阿是穴都是缺氧指標很高的地方，但是那不一定是病源。判讀脈診是最難的，接下來就是怎麼配合判讀的結果做處理。

一開始一定要學會前段所說的，進而要能判斷疾病的演變過程。像氣喘，除了細菌感染之外，也跟肺經、腎經的循環有關係，看完脈診以後，要判斷病從哪裡來——可能是感冒來的、可能是受傷來的，受傷的話要知道是從頭受傷來的、胸部受傷來的或是肩部受傷來的……。假如只有一個細菌感染的原因，西醫就可以處理了，因爲西醫擅長單一原因的研究；但是比較複雜的成因就困難了，非得看懂脈的變化，才有能力治。要很會看脈診，並且要懂得歸經的邏輯——也就是血分配的原則，進而瞭解病情之演變。觀察第零個諧波能得知心臟打出血液的能力，而第零諧波就是隨時間打出來的壓力波的總面積，是心臟輸出的總量（壓力波對時間的積分值）。平常我們稱這個爲「心火」，當作心包經。這個標準值是從一百位年輕的男孩女孩（女生是十六到十八歲，男生是十七到十九歲）的平均值求出的。

在中醫的看法中，一個人的循環最正常的年紀，女生是十六到十八歲、男生是十七到十九歲，以後就隨年齡增長而變差。西醫接受正常老化，中醫是不接受的。一個健康的老人生理狀態應該跟十七歲一樣。老了之所以會骨頭歪、會癡呆，是因爲循環變壞了。中醫沒有所謂正常的老化，正常應該不老化。一般人是因爲沒辦法，所以接受老化。假如保養得好的話，八十歲的人應該看起來像三十歲。我們在脈診上只用同一組標準值，不分年紀，不論看更年期障礙、老年癡呆症，都一樣精準。譬如人在瀕死的階段，先是第四、第六諧波的缺氧指標越變越大，等到第一諧波的缺氧指標也稍微變大之後，大概就要斷氣了，這個指標不會因病人年齡不同而改變。

治病的時候，只要維持不讓缺氧指標變大，病人就能繼續存活。我們追蹤病人病情的時候，就該看這些指標，而不必隨年齡作調整。然後再配合用藥和物理治療。我們可以這麼說，病情由壞轉好的演變是中醫最出神入化的部份。

廿八脈相只是九牛一毛

爲什麼中醫說「辨證論治」?辨證論治是判斷身體本質的變化,也就是病邪與正氣之間的變化。我們來看看所謂四診與八綱辯證,共有多少變化。四診就是「望、聞、問、切」四種診斷手法,八綱就是「表、裡、虛、實、寒、熱、燥、濕」八個原則。傳統的「切診」就把脈相分爲廿八脈。

但是我們現在的脈診又有多少變化?粗估身體共有十一個經絡參數,從零到正或負,這十一個經絡參數都是向量,所以垂直正交、互相不干擾。古書上的二十八脈,事實上看到的是很多個脈攪和在一起的最後表現。譬如說我們講的肺虛肝火,在二十八脈裡面只有一個脈,通通都是肺虛肝火脈的歸爲一類,但是肺虛肝火一夾雜其他東西的時候,二十八脈就看不清楚了。

以脈診儀進行脈診可以辨出多少種?從零到十一,換句話說,每一個經絡(氣分)假如只有正跟負兩種變化的話,因爲有十一個垂直正交的座標,所以就有二的十一次方種組合(2^{11})。缺氧指標也有缺氧跟沒缺氧兩種情況,所以也是二的十一次方種變化(2^{11})。結構(血分)也有正負,又有二的十一次方種變化,此外血分還有缺氧的跟沒缺氧的分別。因此,先只看有或沒有的定性敍述,就有四次二的十一次方了。這樣總共有多少種脈相關變化?二的十一次方是2048，所以等於有2048×2048×2048×2048種脈相。這樣總共是多少?二十八脈根本不夠區別。並且這都是獨立的症狀，脈診所給的資料事實上還更多，因爲我們還能夠量化，剛剛所講的數字是沒有量化的，只討論「有」跟「沒有」兩種情況，也就是定性的，所以才是二。再加上量化的話，它會給我們多少資料?眞的能看懂，又懂得循環理論的中醫，馬上就會知道是堵在哪個位置了。一摸就能抓對位置，憑的是什麼?因爲脈診的結果就是在告訴你堵在哪裡、一共堵了多少位置?哪個是先有的?哪個是後有的?哪個嚴重?哪個不嚴重?通通一目瞭然。

如何運用脈診

這個儀器十分敏感，因此姿勢會影響量測。所以我們會要求病人放輕鬆，就像量血壓一樣，輕鬆地坐著或是躺著。不能剛跑完一百公尺就量，會不準的。通常病人一進來，會要他好好靜坐在旁邊休息五分鐘，一進來就量的話，可能會不準。

現在我們是假設十二條經絡處於完全無干擾的情況下，可是由第四章的彈簧模擬模型來看，經絡中間有器官連接，動靜脈間也有穴道連接，這樣應該會互相造成干擾，到底該如何判定?經絡之間是會互相干擾，但是循環系統是一個線性系統，所謂線性就是振動小的時候互相獨立，振動大的時候才會互相干擾。而振動大時會產生中醫所說的相生相剋的規則。這可以由個別的第二諧波生成，或諧波加減之規則來瞭解，我們將於下一章中詳細說明。

通常缺氧指標大的經絡，其脈診數據之再現性會比較差，因爲缺氧指標本來就是供血不穩定的指標，同時也是在告訴我們缺氧嚴重，要注意了。另外，睡眠狀態下也不是我們正規取資料的時機，因爲我們睡著時脈會有很大的變化。通常在某一種特殊狀態下，例如專心用腦、過度興奮、肚餓、肚脹、很渴、憋尿、忍便等等，都會讓脈產生重大改變。

注意低頻臟的病根

循環理論可以檢視疾病的嚴重程度。假如到了血分，一定是久病，缺氧指標都不升高了，表示是很久的病，已經麻木沒有感覺。而那種缺氧指標很大的、氣分的，都是正在表現的病，病人正在覺得痛的地方。眼前這個氣分病沒治好的話，就會慢慢變成血分病。譬如說一個脈診結果顯示病人最麻煩的是他的腎臟病，所以腎臟是他的根本病，剩下的可能就是頸椎歪。越低頻的部份越嚴重，一定要依這個順序來看。我們要考慮的是一個疾病的演化過程，也就是說這個病從那個病轉變而來。例如假若你是小腸經的五十肩，治的時候一定要考慮是不是從脖子來的，不要只想著這裡痛就一定是病在這裡。一定要以整條經絡的方式來思考，這樣才會找到根源。小腸經在經絡裡是最後、最高頻的，所以這類病情不會太嚴重，但是要觀察這個病還是要從前面低頻經開始看，腎的病最重，越低頻的病就越重。結構的地方也要先看，越嚴重的地方越要先看。所以如果這個病人腎也病了，我們第一個要治的是他的腎，因爲他最大的問題就在腎臟，身體一定是先從腎壞死。

開刀要注意傷口癒合

如果血分部份是在較不重要的腑出問題，就比較不用擔心。一到臟，就要認眞考量了，譬如說在肺，要很小心，但是如果在胃的話，就比較沒關係。通常胃經的結構出問題，多是在胃經上有傷，例如有的人開刀傷了胃經，結果他的胃經結構上一大堆負的記號，一看就是開刀的傷口癒後不好，疤都黑掉了。換句話說胃經已被割傷了。所以他每天吃不下飯，一天到晚胃痛。其實只要拍拍打打、推拿、熱敷一下，就會好了大半。也許西醫看了十幾年都沒有辦法改善，但事實上治療就這麼簡單。問題是看不看得懂。看懂了，就會知道怎麼做。循環好了，病就好了。

脈診如何定位病灶（至全身1／44）

現在我們的脈診上不只有正負，還有好幾個正或負，所以必須要知道是哪一條經絡不對、是在哪一個位置不對。我們脈診的精確度能到什麼程度呢？如果上焦、中焦、下焦（3）

能分得清楚，然後又有十一條經絡（11），還有左邊、右邊（2），那麼我們對位置的精確度原則上可以把身上分成3×11×2＝66，故有1／66的精確度。但因爲並非每個經絡都經過上、中、下三焦，所以正確的精確度應是肝經＝2（中、下）、腎經＝2（中、下）、脾經＝2（中、下）、肺經＝1（中）、胃經＝3、膽經＝3、膀胱經＝3、大腸經＝2（上、中）、三焦經＝2（上、中）、小腸經＝2（上、中），所以一共是2＋2＋2＋1＋3＋3＋3＋2＋2＋2＝22分，再加上左右兩邊共44分，由脈診可分爲44分，而有1／44的精確度（見圖十一）。

如果這個會看的話，就可以先確認位置，並且找出哪裡有傷。譬如說直接去中焦的胃經找，還可以知道在左邊還是右邊。但是要會看這個，對於血分配的原則必須很熟，下一步才可能學會判斷位置。等到會判斷位置，再下一步才知道哪些經是哪些位置，要怎麼用藥。

以脈診回饋反應爲師

偶爾我們可能會碰到一個想不太透的病例，遇到這種情況的時候可以向脈診的機器求教。怎麼說是向機器求教呢？因爲脈診機器有一個指針，這個指針所顯示的數字就是病情改善與否的指標。好比我們藉由考試和分數知道自己是否進步，在看診的時候，如果我們

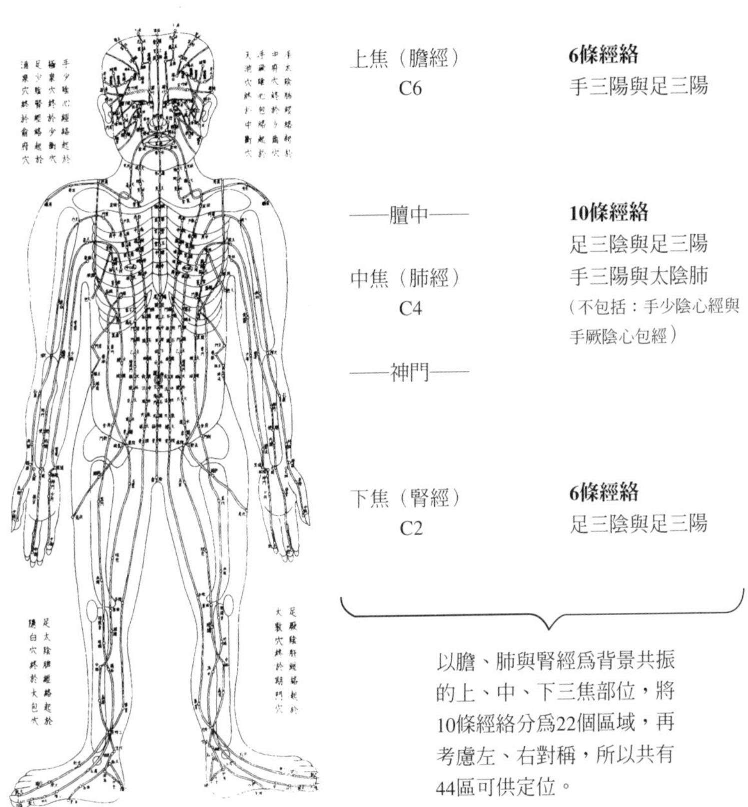

附註

足三陰：厥陰肝（C1）、少陰腎（C2）、太陰脾（C3）

足三陽：陽明胃（C5）、少陽膽（C6）、太陽膀胱（C7）

手三陽：陽明大腸（C8）、少陽三焦（C9）、太陽小腸（C10）

手三陰：太陰肺（C4）、少陰心（C11）、厥陰心包（C12）

圖十一：血液循環壓力波的脈診方式，可以全身分成44塊區域的方法，很精準地將脈絡不通的部位定位出來。

方法對了，病情就會改善，本來病人能量指標上有五個負就會變成三個，進而負全變不見。

先學了基本規則，會用之後，再跟著它學習細節。沒有一位老師可以一直教我們的，自己得先有百分之六十的本領，然後再不斷地改進直到百分之九十，那些功夫是要靠自己的。我不相信所有的病都能治，我對疾病的看法是九十大概是極限，我們最多能治百分之九十。如果立志要做一個好醫生，就應該要自許能接近到這種程度。

各種臟器之死脈

重大器官（臟）開刀拿掉當然會影響共振，而且影響非常大。我們曾做過實驗，把動物的腎臟夾起來再去量脈，完全都變掉。換句話說，一個人的器官壞掉的話，是非常嚴重的。假如腎臟壞死，就會有一種特定的脈，脾壞死也會有另一種特定的脈；每一種器官死掉都會有特定的脈。《黃帝內經》上就提到各種臟器之死脈的脈相。不過，如果器官拿掉久了，心臟的補償作用常常會將脈平衡過來，因而看不出來。尤其是比較小的腑，影響更小了。譬如說病人的卵巢切除的話，在脈診上什麼都看不到。一般而言腑被切掉也大多看不到。我們只能看到干擾正常循環的東西，拿掉的東西已經離開循環系統了，例如拿掉子宮，我們就看不出來。

脈診提供早期預警

脈診儀已經看得出來的疾病，我們現在用其他醫學儀器來檢測，大多還檢測不出來，一直要到了血分很嚴重的病，現代醫學才看得出來。假如西醫可以一個一個腎檢查的話，一個腎壞了、另一個腎還好的病人，是看得出來的。但是事實上西醫在驗血的時候是驗不出來的，一定要等到兩個腎都壞了才驗得出來，因爲抽血的解析度不夠。有時病人明明覺得腎不舒服，但是醫生卻認爲正常，說是病人精神的問題。等到西醫能檢查出來，已經是很嚴重的病了，因爲中間惡化的過程，驗血的結果都無法呈現。

中藥與脈診

科學中藥不比傳統熬藥差

傳統中藥跟科學中藥並沒有差別。我們很認眞做過這個實驗，並且採用好幾家不同的科學中藥。科學中藥的優點是它是一個標準處方，很容易鑑識藥效。我們發現，科學中藥煮的時候有點像冷抽法，沒有煮的很開，尤其是補氣的藥。一般的中醫都會告訴你幾碗水煮到半碗，但是如此一來，你大概只吃到百分之二十的藥效，百分之八十都是聞到的，用鼻子吸的成份可能還比較多。因爲基本上幾碗水煮到半碗已經算是沸騰的很厲害，藥味容易從空氣中散逸。科學中藥之所以比一般傳統的水煮藥好，就是因爲沒有煮到蒸發得那麼厲害。煮藥，尤其是氣分的藥，最好不要被聞到，因爲氣分的藥大部份都比較善走，很容易就會揮發，也就是因爲它很快就會揮發，所以吃下去吸收很快。

其實最好的方式是所有的藥都用低溫處理，像是低溫、眞空抽取，盡量把裡面的東西淬取出來，不要溫度太高。溫度太高的話，一方面會破壞成分，另一方面會讓它揮發掉。一般來說，科學中藥相差沒有很大，比起我們自己煮的都會好很多。

但是科學中藥有一個缺點，譬如說麥冬，我們可以用寸冬，但科學中藥是用分冬。我們自己煮藥的時候，知道自己放的是什麼，一定會去買最好的藥來煮。但是科學中藥因爲考慮到成本，所以用的藥材可能不是最高品質的。所以若是你很會煮，煮出來的會比科學中藥好，但是如果你不會煮的話，科學中藥會比自己煮的好。

我們鑑定藥效的方法叫做生物鑑定法，直接給老鼠、給人吃，看看脈產生多大的變化，等於是活性試驗。在老鼠身上，低頻的部份跟人體很相近，但是我們不用考慮老鼠的大腸經、小腸經，因爲牠沒有。用老鼠去鑑定入肝、入腎、入肺的入經藥是可以的，因爲老鼠一直到膀胱經都有，可以看得很清楚。但是要做到小腸經的話，就不能用老鼠了。事實上在治病開藥的時候，很少會用到入大腸經、小腸經的藥，我們都是治肝病、腎病、脾病、肺病等的。那麼小腸經的病怎麼辦？按摩按摩或推拿就好了，根本不需要用藥。如果一定要用藥，也是因爲這個病人小腸經的病是源於脾經的病或是其他的病誘發的，所以才要用治脾經的藥。否則，只有小腸經病的話，我們不會有感覺的。

脈診與中藥歸經

由脈診原理入手，藥的歸類就不需要很多了，只要歸在五臟跟這十一條經絡。但是各種藥入某一個經仍有強度的大小之分，也就是寒涼溫熱之分，涼爲減少、寒爲大減少、溫爲增加，而熱爲大增加。一般而言，中藥的副作用都比西藥小。原因是中藥不直接控制身體的生理生化作用，它大多是在調整身上的循環。我們身上的循環很有趣，當我們下錯了中藥——譬如說病人的腎不虛，但是我們把他腎的分量加強而能量變大——卻不會造成腎火實證。因爲生理會調控把微循環的開口開少一點。事實上身體是會自動控制的，所以腎不會上火。絕對不會因爲腎循環太多了，血還拼命跑到腎。我們的身體自己會調節微循環的開口開多還是開少。換句話說，如果用錯藥，血壓波因而太大，只要不是剛好與病人症狀相反，身體都會自動調節。如果循環變少，微循環開口就會大一點。所以當作實驗或診斷開錯藥的時候，對小病的人妨害很小。不過對大病的人的影響就很大了，因爲他身上的微循環口已經開很大了還不夠，結果開錯藥反而讓開口變小，組織會渴死呀！一般來說中藥的副作用小，是指用的藥沒有那麼強的情況下，當我們眞的治病用了比較強的藥的時候，就要好好考慮了。當組織所有的開口都打開了，還把血弄少，對病人是很不利的。所以雖然說中藥的副作用比較小，用藥的時候還是要很謹愼，要精確判斷，不要亂用。通常比較簡單的判斷就是直接看氣分的缺氧指標。直接補缺氧指標大的經絡，尤其是五臟。

藥能入經就入本經，入肝的就入肝，入腎的就入腎，入脾的就入脾。但是中藥書上寫的，尤其是入腎的藥，有些是錯的，它寫入肝腎的大多是補脾的。所以事實上你去吃藥膳或是吃一般的中藥，二分之一以上都是補脾的。吃了補脾的藥就會同時入第三、第六、第九諧波，就會補三焦經，所以吃了全身容易熱，甚至發熱。但假如你是腎虛的人，吃多了補脾的藥，氣一直往外走，反而會使腎更虛。

如果吃藥之後去量脈波，而且是馬上吃馬上量，會發現入腎的藥產生藥效的速度很慢，入脾的藥大概十五分鐘，補氣的藥最快。現在坊間流行的藥膳或健康食品幾乎都是補氣的，包括刺五加、人蔘、靈芝，都是補氣的。假如你腎虛，吃多了可能會腎衰竭，因爲這些補氣的藥需要經腎排出，而且它會重新分配腎原來所需的能量。所以這些補品跟維他命不一樣（即使是維他命也並非都無問題，吃太多也會影響健康），不是那樣拿來就吃的，應該是腎虛補腎、脾虛補脾、心虛則補心。

生藥有消化與細菌的問題

有人直接把生藥磨碎吃掉，但效果不會比煎煮的好，因爲還有消化吸收的問題。變成水溶液的一定比較容易吸收跟消化，而且經過處理像是煮過的話，也比較衛生。例如很多人都喜歡粉光蔘磨粉，但是粉光蔘磨粉吃了很容易拉肚子。這有兩個原因，一個是不容易消化，因爲它很多成分是在細胞壁裡面，不煮的話不會出來，胃腸又怎麼能吸收？另外一個是衛生的問題，有的中藥店處理的時候並不注意衛生。但是我們放到水裡煮一煮、殺菌消毒之後，就能放心一點。

正確吃中藥的方法，理論上是都要用水煮一下、抽取過的。我們吃的植物都有很強的細胞壁，胃液未必能消化它，所以很多都變成了過客。假如上面再有些細菌就更糟了，不只是過客，還變成了拉肚子的促進品。一般說來，生粉的療效會比濃縮的差，我們做實驗的時候就發現了這個情況。如果是磨粉的，身體吸收的效果比較不好。不過也因人而異，通常吃生粉的人如果消化系統不好——尤其是病人，體力、消化力都比較差——所吃的藥大多都是過客，進去就出來了。我們食用的科學中藥，加了很多固形劑，那些固形劑大部份都是澱粉類的。這主要是因爲技術不好，乾燥的過程中需要這些固形劑。近來有一些比較貴的機器，可以不需要加那麼多的固形劑。這個機器的水溶液是從一個噴口噴出來的，噴出來就脫水了，下來時則是粉末。但是眞空狀態要夠好的話，機器要貴很多。如果一噴出來的時候不能變粉末，就只好灑一大堆澱粉，加大它的面積，它掉下來的時候才能變成粉末。大部份都是加了百分之九十的澱粉，所以體積增加了快要十倍之多。事實上，這是由於技術上的限制，這個濃度並不是衛生署規定的。你如果吃純度很高的藥粉配水，效果完全一樣。

安慰劑效應

有一種脈是最有趣的，就是靜靜躺著的時候，我們看到的脈會像在打坐的狀態，身體自己會補救比較不好的地方。爲什麼說靜坐、靜躺對身體很好？我們做過研究。事實上，當人靜靜地坐或躺著時精神旣好、身體又能放鬆，則身上那裡虛血循環就會自動去補哪裡，我們相信這也是所謂的「安慰劑效應」（Placebo effect）①。西醫相信有安慰劑效應，並相信安慰劑效應可以治百分之四十多種的病。換句話說，在一百種不舒服的症狀中，以安慰劑的方式去治療，病人覺得有改善的大約會有四十種。如果去醫學中心，只有三十種可以改善。因此，我們可以這樣說，假設你去一個醫學中心看病，你也很相信這個醫學中心的醫生，那就能夠達到百分之七十的效用，因爲心理和實際兩者的療效加在一起。現在市面上很多奇奇怪怪的保健品其實是在賣安慰劑效應。

爲什麼安慰劑效應的效果這麼好？因爲「放下」。所有的宗教都叫你放下，放下的時候，就等於在靜坐、靜養、休息。這時就會產生一個奇妙的效果，如果你腎虛的話身體就會自行補腎，血自然往腎臟或腎經去（第二諧波能量增加）；脾虛就會補脾，血會多送一些給脾及脾經（第三諧波能量增加）。就算開藥，最高明的藥也不過是這樣的效果。就研究的立場來說，我們能開出來最好的藥就是這味藥——「安慰劑效應」，也就是「放鬆」、「放下」，這是最好的藥。

其實脈診時，也利用了這個效應，脈診時一定要靜躺著，一切放下。這時身上所有的神經節都會把循環的資料收集起來，指示心臟做最好的輸出，血管及開口做最好的應變，這時脈波就會包含所有這些信息。

安慰劑效應不足之處

但是這個安慰劑只能治缺氧指標還很大、能量卻不對的經絡。對於缺氧指標已經不大，而氣分、血分還是不對的經絡，就能力不足，這時非得靠外加藥物。爲什麼？因爲我們身體自己治病的能力很有限，心臟只有一點七瓦，一共能供應的能量就這麼多。但是如果我用手幫忙去捏，馬上可以產生幾十瓦的瞬間力道。所以確實知道哪裡堵塞的話，用手去拍、去通特定位置，就比心臟強很多。心臟能分到特定位置的能量只有零點零幾瓦，要靠心臟自己治，能力很有限，所以我們能夠依靠的安慰劑效應也就只有這麼多。但是假如缺氧指標還很高，身體自然的力量是可以自己慢慢治好的，不過當然要費時久一點。所以，如果我們可以用一個外力來幫忙這個安慰劑效應，瞬間提供數十瓦的力量，立刻就好了，何必等心臟自行調適治療達幾個月呢？

安慰劑效應是可以協助治病的，因爲身體知道哪裡不對、要怎麼去治，這是我們眞正要去學的。如果我們瞭解脈診的道理，又能利用安慰劑效應來診斷，並由其引導來治療，不僅可以正確治療、立刻見效，還可以加上安慰劑效應的效果。所以假如我們能治百分之六十的病，其實是只會治百分之三、四十的病，其他靠的是安慰劑效應。我們要能看到百分之八、九十，才能算眞正會看病。即便如此，憑藉我們自己的能力看好的也只有百分之六十或七十而已，剩下的十幾、二十，還是安慰劑效應在幫忙的。

曾有報導說關節受傷的病人，泡了溫泉水療（spa）之後有所改善。事實上溫泉是會改善循環的，而嘗試的人自己又相信溫泉會有效，這樣便有加乘效果。所以治病很重要的一點就是要「善用安慰劑效應」，病人不相信你的話，就不要替他治。因爲病人不相信的話，我們能治好的機會就減了百分之四十。教導小孩事實上也是這個邏輯，他不信服你，教育的功效就大打折扣。

靜坐與信仰：也是安慰劑效應

如前所述，靜坐有自然治療的功能，也就是安慰劑效應。但是有人靜坐又去守竅門，結果會如何？其實守竅門守的不好反而會壞。若能都放下的話，效果自然就會出來。我們不是常聽基督教的牧師說上帝替你治病，信上帝的人有福了，病就好了。這也是安慰劑效應。的確有人病眞的因此好了。你越放不下，就像是炒股票賠了、考試考不好等，安慰劑效應的效果越打折扣。你一直想一個東西，就跟守竅門一樣。放不下的時候，就等於大腦皮層的某一個部位一直在工作，就會干擾身上自動控制循環的系統。延腦的部位有一個自動控制系統，這裡本來是很聰明的，但是物種演化了幾億年，我們學會用大腦皮質去操控它，結果反而容易害到自己。古人說「久思傷脾」，就是這個意思。因爲老是想東西，膽經就虛掉了，接著就傷脾，因爲第三諧波、第六諧波、第九諧波相關性很大。腦子用得多的話，膽經就虛，進而就傷到脾經了。

註釋：

①在現代醫學研究中，要證明一種藥物是否有效，首先必須採用嚴格的「雙盲對照實驗」，即對一組病人給予藥物治療，另一組病人僅使用毫無藥物作用的糖丸等制成的所謂「安

慰劑」作爲對照，但患者本人並不知在服用安慰劑，因此他們在心理上仍然認爲服用的是治療藥品。實驗結束後對結果進行分析，發現安慰劑組的病人症狀也明顯減輕甚至康復。這就是所謂的「安慰劑效應」。正因爲如此，判斷藥物是否具有治療效果，必須證明該藥明顯優於安慰劑，才能投入臨床使用。這表示安慰劑是有一定的療效的。但是爲何有療效至今仍無解釋。

第七章　疾病的根源與五行相生相剋的原理

心臟疾病

心律不整與瓣膜下垂

從脈診最容易看到的是心律不整。心律不整事實上和瓣膜下垂一樣，都是心臟缺氧所引起的。心律不整很容易看到，就是每個脈波所延續的時間不一樣長，甚至連波形都不同。但瓣膜下垂在脈象上的表現又是如何？瓣膜下垂的病人有什麼問題？瓣膜管的是通到肺的血管以及右心室與左心房，瓣膜下垂的病人，不管是左心室或右心室的瓣膜，在脈象上都會看到肺循環缺氧指數升高。所以看到肺的缺氧指標高的時候，不要就直接認爲是肺有問題，瓣膜脫垂的人，肺也會受到影響。只要左右心室不平衡，肺就會受影響。瓣膜閉鎖不全的時候，打到肺去的脈不平穩，就會傷到肺。我們的體循環跟肺循環都是在肺中平衡，假如肺循環的脈不穩定的話，本來配合得剛剛好的體循環，就會變得不平衡。這種不平衡在脈象上的表現，就是體循環中肺脈的缺氧指標升高。不管是心律不整或者是瓣膜脫垂，都是心臟缺氧的重要指標，診斷上要當作心臟缺氧。

高血壓與心火大小（心跳加壓能力）

若要由脈診看心臟的出力狀態，首先要看第零諧波C0（心火）的壓力是否太小。心火大表示做功做得多，心火小的表示做功做得少。但是在看這個指標的時候，要注意一件事：假如C0很小，可能是身體最不好的時候，那表示心臟不夠力、跳不動。也就是說，C0大不見得是做功的壞狀態，它表示身體阻力很大，可是心臟還在用力跳。但是假如C0很小，一個可能是你身體阻力很小，心臟輕輕的跳，輸出就夠了，另一個就是上述的心臟力氣不夠。

要區別C0小的兩種極端的情況，就要看腎（C2）好不好。假如腎很好，表示靜脈回流很好，靜脈回流很好，C0又很小，表示心臟輕輕一跳，就可以流到全身。但是假如C2不好，也就是腎臟不好，C0又很小，診斷上就該是心臟不好。事實上這是心臟要退化的先前指標。這個時候常會跟著看到瓣膜有些下垂、心律會開始不是那麼穩定，這就表示心臟的功能在走下坡了。所以心火大的時候，心臟還在掙扎、還在用力、還能用力，那個階段也就是會發生高血壓的時期。

西醫在病患長期服用高血壓藥之後，常會說病人的高血壓已經好了，不需要再吃高血壓的藥，但是那非常可能是心臟已經無力了。因爲本來西醫治高血壓的方式，就是吃藥讓心臟沒有力氣跳，來降低血壓，而不是去疏通你的血管或是穴道。事實上，人不管得什麼病都是兩個階段，原來是不痛不癢最健康，再過來是會痛會癢，最後又變成了不痛不癢，最嚴重的也是又不痛不癢了。這個不痛不癢跟前面那個健康時期的不痛不癢，是完全不同的狀態。

任何疾病的發展都是兩階段，心臟病也是一樣。身上有堵塞的時候，心臟第一個反應是用力跳，這時候會高血壓，心火會大，與疼痛看起來是同一條路的，只是這是心火（心臟用力壓）導致的高血壓。我們必須要知道是哪個位置的堵塞，而造成心臟的用力。等到血壓不高的時候，我們也要判斷，到底是變好了，還是變得更壞？就好像疾病治療過後的不痛不癢，到底是治好了？還是治麻木了？現在很多治疼痛的方法，是治到麻木，醫病雙方卻以爲好了。譬如有些醫生治頭痛、治精神病的方式，就是讓他到頭上的循環沒有了，變成白痴，連家人名字也忘了，他沒有多餘的想法，什麼都好，都不會想，當然各種暴力行爲或奇怪的想法就沒有了。

西醫在治高血壓時也常有同樣的問題。西醫降低血壓的方式，是讓你的心臟跳不動。

給你 Ca^{++} 鈣離子阻斷劑、Beta 阻斷劑或是其他的藥，目的都是促使你的心臟不要跳那麼用力、血管不要那麼緊。但是眞正高血壓的原因，他並不知道，所以不能根治。眞正的高血壓是虛證，亦即身上有最重要的器官缺氧，把缺氧的現象改善，血壓自然就降了。頭痛、精神不正常、失眠，都是大腦缺氧，要把大腦缺氧的問題改善了，才是治病的根本。

冠狀動脈阻塞與心腎不交

另外有種心臟的疾病是冠狀動脈的栓塞造成的，脈診儀可以看得非常清楚，栓塞的嚴重程度也一目瞭然。這個指標是我們的獨門功夫。我們背後脊椎旁的兩條神經節掌管的是內臟裡面的血管跟連接它的血管的自動控制系統。爲什麼我們的脊椎骨長在這裡？旁邊還有兩串神經節，爲什麼要作這樣的設計？這兩串神經節的功能是什麼？這裡的神經節掌管了它下面對應的內臟、跟它對應的血管，也就是內臟血管的自動控制系統。當這個神經節開始缺氧的時候，就等於你的電腦沒電了，所以控制系統就失調了，失調以後對應的臟器也就跟著掛掉。國內名中醫黃明德以前在針灸的時候，經常在膀胱經用補的手法，爲什麼？他事實上是直接對著背上的穴道，也就是調理那個神經節的循環。

那麼冠狀動脈阻塞的時候，是那一個穴道主管？主要是心俞穴，跟上下旁邊的穴道。心俞是在中焦。所以看脈的時候就看第四（肺）跟第七（膀胱）諧波。第四和第七諧波的缺氧指標都大於一個指數的時候，就是冠狀動脈阻塞了。假如看到第五（胃）諧波缺氧，而第四、第七諧波沒問題，那就是胃痛，一下就分辨出來了。現在西醫在這方面還是束手無策，遇到急診的狀況都非常緊張，如果病人不能說話就不知道是胃痛還是心痛。其實脈診看一下就看出來了。而且一但確定了是哪裡堵塞，我們就有能力疏解。因而冠狀動脈、狹心症等急性的症狀，也可以減緩或消除了。

心臟本身的功能是看第零（C0，心包）和第二（C2，腎）諧波，一個是看心火一個是看靜脈回流。C0是直接看心臟的功能，C2是腎脈，腎脈為往下肢循環的主力，而動脈與靜脈又長在一起，所以靜脈的回流，尤其是下半身靜脈的回流，就十分依賴腎脈的振動，再靠瓣膜阻擋，讓血只能流回右心房來。因而腎脈虛者，靜脈回流就不好，中醫稱此為「心腎不交」。

心氣與心血不足：避震與供料的問題

另外還有兩件事是我們要注意的：心氣跟心血。心氣要看脾經，心血要看膀胱經。同樣的症狀有的中醫書說心氣不足，有的又說心血不足，其實這兩者是不一樣的。上節說要由心臟的整體功能來看第零跟第二諧波，但除此之外還要學著看是心氣不足還是心血不足。心氣不足要看第三（脾經），心血不足要看第七（膀胱經）。而且是看中焦的第三跟第七諧波。中焦的第三諧波不足表示心氣不足，心臟的力氣已經沒有了。第零跟第二諧波是讓我們看心臟的效率，從第三和第七諧波可以看出效率不足是從何而來。我們可以把心臟本身看成是一個引擎，就像汽車的引擎，心血不足就是汽油灌不進去了。所以膀胱經看心俞，心俞是心臟供血的控制穴，心俞不健康心臟供血就出問題，心臟供血不足就像少了汽油的引擎，汽油灌不進去，引擎就無法點燃。

至於心氣不足是指氣無法由膻中穴產生出來。什麼時候會發生這種狀況？心臟就跟我們的汽車一樣，它的懸吊系統、避震器或是振動吸收系統出問題，就會心氣不足。心臟雖然也能跳，可是卻一直亂跳。這種引擎結構問題與心血不足的人因爲沒有汽油跳不動的原因不一樣。西醫曉得心血不足，他們會用核磁共振或血管攝影等儀器看到心臟本身血管流量不足的現象。我們則是用脈診看，它變好變壞，一樣可以追蹤得很淸楚，同時方式很簡單。但是西醫不會診斷心氣不足，很多的高血壓或者是心臟病就是心氣不足。心氣不足的時候，治療重點是中焦脾經。

脾經與心臟控制（心氣）

脾既然也會堵塞，就會影響心臟的輸出功率。脾有雙重作用：中焦脾經，有固定和增加心臟輸出的功能；脾又統血，可以減少循環系統的阻力。心臟是最重要的器官，所以通常我們看到第四諧波跟第七諧波不正常的時候，不光是心俞，心俞上下的穴道都跟著堵，那個時候才會嚴重到冠狀動脈堵塞。其實冠狀動脈堵塞不光只是冠狀動脈部份堵塞，所以像繞道手術，如果只解決了冠狀動脈堵塞的問題，癒後並不是那麼好。爲什麼？因爲事實上整個心臟血管都阻塞了，要一直換到裡面才行。現在還有一種從根本、用雷射在心臟裡面打洞的手術，就是因爲整個心都堵塞了。那些管心臟循環的神經節事實上不只管冠狀動脈，還是管整個心臟裡面的，就好像一個個小電腦一樣。從冠狀動脈一直下去，整個心臟裡面那些血管的自動控制，都是這些個小電腦在管的。這些神經節相當複雜，它現在退化了，就無法做好阻抗匹配的工作。因爲它壞了，血管才會堵起來，它不壞就不容易堵，即使吃油膩的東西也不容易堵。是自動控制出了問題，才逐漸堵起來的。好比如果我們不修電腦的電源控制，只在週邊元件下功夫，用不了多久問題就會重現。

膀胱經與內臟供血（心血）

心血是控制進入心臟的血——流經冠狀動脈跟心臟自己的血管，它的血管狀態有個白動的反射管控系統。這個自動反射由誰管控？就是脊椎骨旁邊那兩條神經節，管控進入臟器的血管跟自動控制的部分。心俞如果缺氧，就是這個神經節缺氧，也就是神經節這個控制的機制出了問題，等於這台電腦根本已經不工作了，它不能控制你的冠狀動脈跟心臟狀態，所以你的心臟才會慢慢堵塞起來。

這就和交感神經一樣。我們的交感、副交感神經就是從這些神經節出來的，只是每一個神經節是管控它附近特定的器官。中醫的膀胱經對內臟來說之所以那麼重要，就是這個道理。因爲它直接管那一對交感副交感的神經節，而此神經節就是掌控器官裡面血管的狀態。更精確點來說，身體可以分泌腎上腺素，甚至它可以影響腎臟增加或是減少排尿量或鈉離子量，但這都是對全身循環的管控，這與神經節對各個器官分別的管控是不一樣的。器官中的血管需要立即的控制，一會兒放大，一會兒放小，隨著心臟血多血少，不斷地調控，隨時調控，靠腎上腺素是來不及的。腎上腺素從分泌到進入心臟至少要數分鐘的時間，所以它不能做一秒鐘二次甚至十次的調控，但是神經可以。因此這個神經就要放在器官旁邊，負責調控。現在假如這個神經缺氧了，它的功能就會喪失，調控的功能喪失，血液就會堵塞，冠狀動脈才會硬化。西醫所說的很多關於堵塞的原因，像三酸肝油高、膽固醇高等等，都是要長時間累積的。很多人這些數值也很高，卻不會堵塞；也有人這些數值不太高，反而堵塞了。假如神經節的功能非常好，這些小問題都可以有效的補償，血管該擴張就擴張，該收縮就收縮，廢物就不容易在血管中堵塞。但是如果你的功能差了、退化了，它就開始堵塞。也就是說這個自動控制系統壞掉了，造成匹配不良，進而產生阻塞。

針灸治療膀胱經（心血不足）

治療心血不足時可以針灸膀胱經，但是一定要會手法，所以黃明德前輩最拿手的不是會刺膀胱經，而是補的手法，要提插、引隨補氣，相當需要技巧，簡單一點不如用灸。灸的效果會比較好，但是灸又比針麻煩，所以有些醫生不喜歡灸。膀胱經灸起來確實麻煩，比其他的穴道更不方便。如果用紅外線來照的話其實效果不錯，但是問題是它的集中度不夠，必須一照一整片。治病的時候，如果我們沒把握對症下藥，就只好開第三（脾）、第六（膽）、第九（三焦）諸波都會改善的補氣藥，等於是用一個大網，一網打盡。但是因此分到各經絡的能量，就不免也分散了。我們的脈診定位診斷能準確到全身四十四分之一，因此，我們若是會開藥，就應該要能讓藥效準確地治那堵塞的二十二分之一之左右對稱位置，要用物理治療，也要能治那四十四分之一的位置，才算精準。

灸的效果是由紅外線加熱來的，因而紅外線可以代替灸。現在很多醫生都用艾草膏塗上去，然後才用紅外線照。如能再集中至一個很小的位置的話，其實效果還不錯。不過我們還是要確實地知道該塗在哪裡、照在哪裡。疼痛的反應會提供我們一個很大的指標，但是會疼痛的地方不一定是最嚴重的地方，我們必須要知道哪裡最嚴重。就像某一地區的派出所經常捉到很多小偷、強盜，並不表示那個地區就是土匪最多的地方。土匪強盜最多的地方，可能當地派出所的報告是一個犯人也沒有——因爲整街都是強盜土匪，連派出所都被攻佔了，還有誰捉土匪？這就相當於穴道經絡已經麻木了，不會再發出疼痛的信號。

腦、胃、脾的疾病

在中焦看膀胱經或胃經等的病，一定要看第四（C4，肺）諧波。頭上的病一定要看第六（C6，膽）諧波。上焦屬膽經，上到頭上去的大血管，都是膽經在控制的。所以所謂腦中風大多是三焦（九）和小腸（十）經的中風，可是它是上焦的，所以在看脈的時候，要第六跟第九諧波、第六跟第十諧波同時看。否則怎麼知道它不是中焦（四）的三焦與小腸經的中風呢？手上的三焦經是中焦的，手上的小腸經也在中焦，所以一定要看到第六諧波，才知道它是屬於上焦頭部的病變。也就是說，二四六一定要先看。看它是上中下焦哪一個，再去判斷是哪一條經，這樣才會準到二十二分之一。否則怎麼會判斷正確，還分左手右手使精準度達四十四分之一？

腦病的脈診：治上絡頭部的臟腑經絡

精神官能症、偏頭痛、失眠等，並非都可由血循環治療，只有因爲大腦缺氧的時候才有辦法。大腦的供血來源幾乎都是屬於高頻（腑）的經絡，但在治療的時候不能只治高頻。

例如以川穹茶調散來治頭痛，大概第一天、第二天有效，但是第三天以後就惡化了。有經驗的中醫師就會知道，身上的氣，陰是陽的根本，一直把氣往陽處抽的話，陰就虛了，這個病反而難治，反而把他的病加重了。我們從來不用川穹茶調散治頭痛的。現在偏頭痛這麼流行，光是在台灣就有一百多萬個患者，以我們治缺氧性頭痛的經驗，大部份是一、兩天就好了，有的當場就改善了。主要是恢復頭上的循環，不通則痛，頭上氣血一通，頭痛就好了。我們也做過一些鎮定劑跟抗生素的實驗，通常這些藥吃下去都是讓頭上循環變的更小，讓病人往麻木方向走，所以感覺上好像是好了、不痛了，但事實並非如此。有時治憂鬱症也是讓病人的頭上循環變差，頭上循環變差以後就會呆呆的，就不憂鬱了。

大腦是中醫所謂的「奇恆之府」，在診斷上是靠到頭上去的經絡，也就是胃以上的陽經去絡。我們的腦中並無血管，但是外面包了一層血管網，所以腦仍是由經絡來供血。經絡事實上都在我們的頭皮頭骨，以及腦外面包了一層動脈的網。大腦本身是沒有經絡的，所以才會有一個「血液—大腦的阻隔」(blood-brain barrier)。

我們的腦是不會痛的，感覺到痛的是外面的皮肉。雖然腦子裡都是神經，但是沒有感覺痛的神經，也沒有血管。我們會頭痛，是因爲腦缺氧到嚴重得不得了的程度。所以治療的時候，以外面的經絡當作指標就可以治好，腦會自己救回來。

子宮也可以治，子宮在中醫理論中也叫奇恆之宮，也沒有一個特定的頻率在供應循環。

但是一般來說可以腎來看，因為它在下焦，附近的經絡就是腎經跟脾肝經。我們處理過的一些子宮內膜異位，多是開腎跟脾的藥。

胃病的脈診：胃潰瘍，胃虛實

以胃潰瘍為例，病到潰瘍的話，器官結構應該已經改變，在血分上是看得見的。通常大部份的胃潰瘍都在胃跟十二指腸接口的地方，所以胃潰瘍的脈有個共同特性，就是胃有火而且脾虛。胃有火，表示去胃的循環很多，因而胃酸很多。原本胃酸到了十二指腸之後就應該被中和掉了，可是脾虛，也就是十二指腸的循環不足，所以沒有能力中和胃酸，胃酸就會燒到十二指腸。我們通常看到胃的指標有三、四個正，脾兩、三個負，就知道胃會感覺燒燒的，表示有潰瘍。甚至在病將要發生而未發生的階段，就可以先看到。但是如果潰瘍已經發生，就會在脾的血分指標中看到負，表示已經燒的很嚴重了。不過，脾血分有負號並不表示一定有潰瘍。因為脾也統血，循環不良也可能產生脾血分有負號的現象。

再舉個有趣的例子，胃有病的人，一種是血太多，也就是胃酸過多；另外一種是血太少，會有胃壁變薄、胃液不足、消化無力等現象。說起來很簡單，但西醫卻要抽胃液才能知道。我們在脈診上要怎麼看？看胃經到底正還是負，一看就知道了。假如胃的能量是負的，就不能給他吃制酸劑、健胃仙。我們處理過幾個這樣的病人，西醫讓他吃健胃仙，結果胃痛得要命，怎樣都不會好。其實只要健胃仙不吃就先好了一半，隨便再給他吃一點暖胃的藥就好了。但是胃虛的病人就要注意，問題是不是從心臟來的？假如是從心臟來的，只吃吳茱萸、丁香等暖胃藥是不夠的。如果心臟好好的，只是胃虛，那最好治，一下子就治好了，甚至叫他回家多喝點蔥花湯、生薑湯，不要吃健胃仙就好了，簡單得不得了。若能懂得這些道理，很多莫名其妙的病都變成舉手之勞，用來自我保健更是實惠。

有時缺氧指標已經變得很小了，可是能量還是很負，這就表示臟器很虛可是血已經不來了，因爲身體的代償作用已經停止。尤其是血分結構的缺氧指標很小，但是已經有負能量出現的時候，就是病轉嚴重的現象，血分已開始受害。假如能量很低，但是身體還在配合，缺氧指標很大，表示身體的自救功能還在運作，即使沒有特別治療，只要不去壓抑身上自救的功能，好好的休息、補充足夠的營養，不要再壓榨它，自己也能慢慢好起來。

脾病的脈診：更年期障礙

所謂脾統血，第三諧波不好多是循環差所造成的（第三諧波爲脾經），譬如說更年期障礙，幾乎多是這個原因。所以所謂的更年期障礙，幾乎都是第三諧波的血分有病。爲什麼？因爲女性賀爾蒙原本是比阿斯匹靈還好的活血劑，但是女性一到更年期，女性賀爾蒙分泌減少，活血劑（女性賀爾蒙）就變少了，所以血液黏滯性、血管彈性通通變差，脾血分也會受到影響。我們看五十多歲的婦女，有更年期障礙的，一定第三、第六、第九諧波都負（脾經、膽經、三焦經都受傷，能量不足），年紀大只要循環一不好，第三、第六、第九諧波就很容易呈現負的現象。第三、第六、第九諧波都負的話，又很容易造成循環不好，更年期的人循環若是不好就很容易失眠、脾氣不好……，因爲腦部（膽經）的循環變差了。所以你可以發現，大部份的中醫用的逍遙散、加味逍遙散，都是補脾化瘀的，邏輯就是這樣來的。吃女性賀爾蒙所提供的效用，跟逍遙散、加味逍遙散相似，主要都是活血化瘀的作用。

五行與相生相剋

陰陽五行所謂的相生相剋到底是怎麼來的？陰陽五行在中國是很普遍的觀念，並不限於醫學。陰陽五行的邏輯到底從何而來？中國有很多傳統知識例如算命、看風水——也就是中國的醫、卜、命相、星象，都是根據陰陽五行來的。它們有沒有根據？相對於佛教講四大（地、水、火、風），希臘醫生是說四種體液（血、痰、黃與黑膽汁），印度的壽明論則是三種元素（氣、水、火），藏醫也繼承壽明論的分類。只有我們中國人說陰陽五行。陰陽五行的意義是什麼？爲什麼中醫認爲它非常重要？《傷寒論》、《內經》都說疾病初起的時候，會先循經傳，等到病重的時候，就會越經傳。越經傳是什麼意思？爲什麼越經傳的時候，會遵循陰陽五行相生相剋的關係？

週期性知識可用諧波分析

中國人的宇宙觀，在太陽系是金、木、水、火、土星等，還有宇宙與風水的方位，也是金木水火土。這些題目，看起來像是醫學的邏輯，又像是哲學的問題。我們先來瞭解一下中國人易經的宇宙觀，六十四卦起於乾元、終於未濟。中國人對世界的看法是循環的。這種宇宙觀很平實。事實上現代科學的宇宙觀也強調循環週期，宇宙形成的大爆炸論是週期，太陽系在黃道運行也是週期，甚至月亮繞地球，也有特定軌跡，是週期的循環。而像輪子滾一圈，算滾幾圈就知道幾公尺，可依此算出距離，也是週期。所以一個週期性的東西，不管多長都可以測量。

在這個世界上我們能夠經常看得到的東西，嚴格說起來都是週期性的。只有那些偶發事件才是發生一次就沒有的，不是週期性。人類在觀察這個宇宙的時候，比較能描寫的、比較能常常看到的東西，都是週期性的。因爲週期性，所以我們可以看到它，因爲看到很多次，才能去觀察它，觀察它很多次以後，才能描寫它，能描寫它以後才能找出它的規則。假如一個現象只發生一次，沒有發生第二次的機會的話，我們如何能研究？所以我常說，天才是不能研究的，因爲沒有第二個愛因斯坦，所以我們不知道這個共同性在哪裡。研究一般人就比較容易，因爲類似的大腦有幾百萬個，因爲它「重覆」發生。所有能研究的、能觀察到的，都是重覆發生的，所以人類觀察到的定理、觀察到的東西大部份也都是重覆發生的。那麼，沒有重覆性的東西，重要嗎？當然重要。多不多？很多啊。但是我們有沒有辦法觀察到它？一次就沒有的東西，你會注意它嗎？烏魚群去了又回來，所以第二年漁夫才可以在那裡等它，因爲它有週期性。潮汐也是有規則性、有週期的。我們人類的知識大部份都是傳播週期的東西。對於沒有週期性的東西，我們的瞭解非常少，因爲研究對象有限。

衣服的流行，其實也是週期性的，它有一定的規則。事實上是依據人的視覺心理學。譬如說，我們的眼睛看黃色看很久之後，接下來可能就會愛看藍色的。所以懂得時尚的人便可據此分析，因爲有一定的週期性。所以你的領帶、衣服顏色的流行一定是不斷改變的，先是藍色，然後紅色，紅色以後綠色。因爲人的眼睛，黑的看久了就會覺得紅的好看，紅的看久了就會覺得綠的好看。這是我們自己生理學的基本特性。一定要有週期性，我們才能研究。所以只要觀察了兩三次的流行時尚以後，有些人慢慢就能夠預測流行的趨勢。股票的漲跌也是如此，所有人都是根據過去的結果在看未來，靠的就是週期特性，否則那些股票分析師分析什麼？每一次單獨事件，有誰會分析？我們能預測的都是一些週期性的東西，所以我們的知識，其中至少百分之九十都是可以預測、可以模擬的，因爲它們都是偶限於週期性的東西。

因爲我們只習慣週期的事物，非週期性的突發事件就不知道讓怎麼辦。我們對這個世界只能掌握這麼少，每次一有突發事件大家都不知所措。譬如中共在一九九六年忽然不按牌理出牌，打個飛彈到台灣附近，大家都愣住了。因爲以前最多只有飛機飛到中線就回去了，這類狀況倒常常發生，只要一發生，我們大概知道如何應付。但是忽然間飛彈打來，不但我們沒有應付的手段，連美國人都傻眼了。所以說這個世界就是這樣，我們能預期的事情都是週期性的。我們所學的學問、書上寫的，仔細去想，都是週期性的，而且它就在告訴我們它的週期特性。所有的理論學問，包括我們中醫的理論更是週期性的，因爲你的心跳一直在週期性的跳動著。對於週期性的東西，現代科學大多可以它的諧波成份來分析，這是數學的定律——只要這個東西是有週期性的，一定可以用它的諧波將它重組。

五行就是週期性的規則

我們整個中醫理論是架構在心臟週期跳動跟諧波的基礎上的，所以我們看《內經》、《難經》，這些古籍就說心臟一秒鐘跳幾次，血就在身上運行多少，然後循環又回來，是週期性的。所有週期性的東西都有一個共同的特性，就是可以用諧波分析。所以只要意識到心臟是週期性的，就該想到那個諧波一定是對應經絡，每一個諧波對應一條經絡。同時它也告訴我們五臟六腑就是我們心跳的第一個諧波，第二個諧波……第五個諧波等：肝是心臟跳一次，它動一次；腎是心臟跳一次，它動兩次……三焦經的話，是心臟動一次，它動九次。

這個理論在二十年前（也就是一九八〇年代初）我們是用推測與假設的，後來經實驗證明果然正確，身體確實是這樣子。那麼根據這個諧波的觀念，我們就可以把相生相剋變成一個普遍性的規則。換句話說，中國人畫金、木、水、火、土這個五角星，是對所有週期性現象的共同規則。所以中國人的哲學理論中，宇宙、醫學、算命，都跟五行有關。因此，命如果能算的話，它也要是週期的。換句話說，我們每一個人都被外面這些星象所影響，星象算命的原理就是要告訴我們，一甲子之後所有東西都回來了，所以這個命才能算。假如你不相信週期的話，就不能相信算命了。但是算命不會眞的準，因爲人的一生中有太多突發事件了，那是命所不能算的。算命只能算在太陽、月亮、星星都一定按既定的軌道運行之下的大通則，所以算命永遠不會全部準。但是那個標準規則，還是在進行著，因此我們仍然可以做一些運算，而得到一些趨勢。

突發事件不能用五行規則

在看待中醫的術語時，我們心理也應是同樣的想法，不要以爲這個病按五行該傳到哪裡，就一定傳到哪裡，把它當金科玉律，每次治病都只會跟著這些規則。我只要拿石頭打你一下就不準了，因爲它以前沒算到這一步，它只算到心臟一直跳，沒算到石頭打一下。所以所有的外傷，或者你的情緒造成的內傷，用金木水火土來規範都沒有用的。這個陰陽五行的規則確實是很了不起，是很偉大的規則，但是它絕對不能用在突發事件上。它永遠是用在一直運行得很規則、很週期性的部份。所以在太平時期，命算起來也比較準。碰到了亂世，沒有一個人的命會算得準的，走出大門就被搶劫、殺掉了，還有什麼命可算？再厲害的劉伯溫來可能也沒辦法。所謂的金木水火土雖然很了不起，但還是有它的限制的。

「相生」的諧波能量分配

從數學的角度來看，所謂「相生相剋」究竟是什麼意思？有一個很重要的現象就是原來有個諧波是一，如果這個一會變成二，就叫第二諧波生成。這是什麼意思？中醫所說的循經傳是一個線性現象，就是說在第一個諧波的永遠在第一個諧波，不會跑到第二個諧波。這種狀況屬於線性的範圍，數學上叫做線性的解。

如果是循經傳，這個病還不太重。等到病一旦變重，能量變化大，這個影響的能量大、比重變大，它就開始有兩條路可走。第二諧波生成，就是說它會變成倍頻，在光學、振盪、電路等領域中，都會學到這個現象。能量一大的時候，第一個諧波就會跑成第二個諧波，而且這種機率最大，同時第二諧波就跑成了第四諧波。所以第三諧波就會跳到第六諧波，第六諧波就跟著跳第九諧波。爲什麼呢？因爲它剛好是一二三倍的整數頻率，所以是互相影響的，能量就在這三個諧波裡面跑來跑去。

「第二諧波生成」是中醫理論中非常重要的問題。線性現象變成非線性現象的時候，它的頻率會變成兩倍，這點一定要注意。而一的能量增加的時候，二的能量也會跟著上去。所以一跟二會同時變多，在中醫就叫「相生」。同理，二多的時候，四也會多，所以二也跟四相生；同樣地，三多六多，四多八多，這都是中醫所謂相生的部份。一是肝，二是腎，所以肝跟腎相生，那麼腎（二）跟肺（四）相生，脾（三）跟膽（六）相生。脾屬土，膽如屬木，好像跟傳統金木水火土的相生說法不合，但如果我們細讀《內經》，膽是相火，心是君火，三焦經也是火。君火是表示主要的火，相火表示宰相或說次要的火（依照紫微的說法，紫微（也就是君火）爲最大，再過來是天相、宰相），三焦經的火是比較小的火。如此則膽屬火，那麼土與火相生就與五行的規則相符了。由此金木水火土的相生我們大概都理解了，這就是相生。

「相剋」的諧波能量分配

另外還有一個加成的現象。一加三變成四，諸如此類的現象就出來了。但是爲什麼一加三要變成四？它只能變成四呢？用物理的說法來解釋，就是能量守恆，或說動量守恆；

被這兩個定理限制住，所以它只能走這一條路。不論怎麼走，能量還是要守恆。換句話說，一加三變成四了以後，這個四的總能量要跟原來一和三跑掉的能量的總和一致，不能不一樣。

那麼，相剋要怎麼看呢？一跟二，因爲它相生的機會比較大，所以不是看一跟二。要看下一組，一加三等於四，如上所述，因爲這個加總的能量是固定的——意即四的能量是固定的，所以如果「三」增加的話，「一」一定會減少。這在中醫裡叫相剋。一與三相剋，也就是腎與脾、或水或土相剋的意思。所以，把五的能量固定的話，一跟四會怎樣？二跟三會怎麼樣？把七固定的話，四跟三的變化又是如何？現在可以看得出來，一跟三、一跟四、二跟三、二跟五、一跟五都相剋。然後再把這些都對應下去，就是最後相生相剋的結果（見圖十二）。

中醫的相生相剋理論如果根據現代的力學來看，就是從線性到非線性的現象，而這個理論西方的物理學家一九五〇年代才導出來，我們中國人至少三千年前就已經知道了，可能還超過這時間呢！

不過，也有些例外的，像是肺金（四）與膽火（六）或傳統古書中的心火（零或十一）的相剋關係，就不能用能量分配的關係推出來。對照《內經》，《內經》書中所述也並非全部對應，只有對的才用上。事實上上述提到的相生相剋關係，《內經》都有紀載；而那些用起來不大對的、例外的部分，《內經》就沒有。這十分令人費解。我們是念了現代物理學才曉得這些規則的，所以可以借用、對應，但是古人是怎麼導出來的呢？難道他們是直接觀察到的？眞令人驚訝！

數學、物理與生理的諧波印證

這些諧波的特性並不侷限於我們的經絡。這個一、二、三、四、五諧波，也可以直接這樣表示：一就是木，二就是水，三就是土，四就是金，五也是土，而六是火。按照這個規則，就可以去算命，也可以觀察天文、推測易經，因爲只要是週期性的都可以變成諧波。週期性的東西，大多第一諧波的能量最大，第二諧波少一點，第三再少，第四更少。我們的實驗結果也是如此。肝是最大的器官，腎是第二大的，第三大是脾，第四是肺（肺雖然很大，但是因爲它分由很多血管流進來，所以每個小單位是很小的），然後再過來五是胃，居然跟生理學相符，而且恰好偶數諧波對應的主要器官，如腎、肺、腦的結構也是偶數對稱的。

所以，我們做出來的這個分類應是正確的。因爲不論從數學、物理、生理……等任何角度看，都會得到相同的結論。這就表示我們現在做出來的這一套理論，大概八九不離十了。大家學會了以後，看病大概會有八十分的把握。

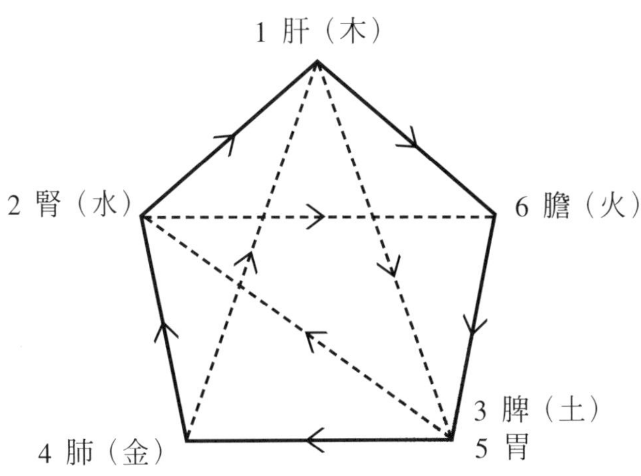

$2 \overset{\pm}{\text{———}} 1+1$　　相生

$4 \overset{\pm}{\text{———}} 2+2$　　相生

$6 \overset{\pm}{\text{———}} 3+3$　　相生

$4 \text{———} 2$，　$\overset{=}{\overleftarrow{1+3}}$　相剋

$5 \text{———} \overset{=}{\overleftarrow{2+3}}$，　$\overset{=}{\overleftarrow{1+4}}$　相剋

$6 \text{———} 3$，　$2+4$，　$\overset{=}{\overrightarrow{1+5}}$　相剋

$3+5 \xrightarrow{\quad + \quad} 4+4$　　相生

圖十二：由非線性波動力學之基本規則可以導出中醫相生相剋大部份的五行關係。

君火與五行對應的討論

心爲君火，但是在諧波上心本身爲零的話，在五行相生相剋上沒有意義，零這個諧波不知道應擺哪裡，勉強要分類的話，可說屬十二經。也就是每個經絡都由心生，所以補心也就補十二經，因而心與每一經皆相生。其他的臟，所謂的肝腎相生，事實上以五行來說的話，是水生木。至於木會生火是另外的，那是一跟六，是肝跟膽的問題。在中醫理論中，不是每一個五行的關係都有用，它只用在圖十二畫上的這幾個。換句話說，《內經》的作者知道哪些可以用，哪些不能用，把它寫成陰陽五行，只是方便我們記憶。

我對中藥一些文獻的看法也是如此，中醫這些藥方常是記憶用的，不是眞的實用。舉例來說，瓜蔞韭白湯吃起來是沒大用處的，因爲它一半是補的，一半是瀉的，應該只是用來記憶入肺經的藥。又譬如人蔘敗毒散，它是每一條陽經都入的，人蔘以外的可以入膽經，入膀胱經，入三焦經，小腸經，而人蔘又可入胃經，什麼經的藥都入；假如頭痛的話，吃這個藥，力量夠的，當然有用，但是每一經都入的話，暢通的經去的血越多，不通的還是不通。我們要吃的，應該是對的藥：胃經不通入胃經，膽經不通入膽經，膀胱經不通入膀胱經，三焦經不通入三焦經，小腸經不通入小腸經，而且是通頭上的這些經，才是對的藥。而人蔘敗毒散這味藥卻是每一經都通的。但是爲什麼它被寫在書上？它被寫在書上是爲了要讓學習者方便背誦一些原則，然後眞的要用藥的時候，不要使用已經很通的那幾個經的藥，只選入那個不通的經的藥來用才是對的。

五行說水生木，但是木的能量大於水，所以這個地方不是誰生誰，應該是水跟木相生。不要想成一定是水去生木，而是水跟木兩者互相，木會生水，水也會生木。這只是個口訣，不要以爲身上只有腎去生肝，其實，肝也會去生腎。假如肝虛了，腎臟也跟著虛，這兩個器官互相生，彼此是互相影響的。也就是說一方高另一方也高，這個叫相生。不是說治肝病才要去補腎，治腎病就不需要補肝。這跟我們之前所說的共振理論意思一樣，心臟打一個頻率，第一個諧波是肝，第二個是腎……，每個諧波中間互相會有干擾。在我們發育的時候，心臟打一，我們就有一個肝，然後第二個頻率出現才長腎臟……，諧波（器官）是一個一個生成的，是在胚胎發育生長的時候，或是在演化的過程中，不斷地長出來的。等到胚胎發育成熟後，這一個接一個衍生的功能就沒有了，但是頻率都已存在。所以我們老了、生病的時候，身體是按這個五行相生相剋的規則運作的。換言之，在先天的發育中，肝發育不好的話，就會影響腎，腎不好就會影響脾，那是在先天的過程中。等到先天長好了以後，爲病人治病，用的是後天的規則。也就是所謂的陰陽五行。

陰陽、五行與虛實、補瀉

心臟打出來的是一個波，而且是一倍頻率的，到了與肝耦合之後生出第二個波，就這樣不斷產生新諧波。肝臟是一個週期正弦（sine）波，腎是兩個週期，脾三個週期。也就是說心臟打一次，肝出來一個基頻的正弦波、腎是兩倍頻率的正弦波、脾三倍、肺四倍、胃五倍……，頻率越來越高。

五臟屬陰，六腑屬陽

頻率從五以上就算是陽的經絡，胃經算半陰半陽，四以下的叫陰。一、二、三、四都屬陰，六開始是陽，所以說五臟屬陰、六腑屬陽。然後說「遲者臟也、速者腑也」，振動慢的是內臟，動得快的是腑，《內經》都有記載。然後又說「濁陰實五臟，清陽濡腠理」。經絡事實上都在體表，腠理主要都在三焦經。第一個諧波就是心跳的一個週期，一個週期振兩次是第二諧波，一個週期振三次是第三諧波，它振幾次就是第幾諧波。事實上我們心臟打出諧波以後，它在主動脈裡面，碰到一個器官就生一個諧波出來，再碰到又生一個，所以越到外面的時候，諧波數越高，等到到體表之後，主要都是第九諧波了。比較內臟、比較裡面的都是低頻的波；到了外面、體表的都是高頻的波。因此我們在治病的時候、要練內功的時候，要做靜功、要調低頻的。因爲動則生陽，《內經》、《奇經八脈》都說「動則生陽」。什麼是「動則生陽」？一動的話，高頻就產生了，只對身體外表層有益。所以要練對內臟有益的內功時一定要靜坐、靜站，要做靜的、要打太極拳、要慢慢的，這樣才對身體有益。

膽經屬火，不屬木

第六諧波屬火，膽屬火，《內經》上說膽經是相火，從來沒有把膽經歸爲木，只是說肝膽兩個是互爲表裡，那個膽就是相火。這個規則可以用，但是不要因而受限。就如同算命是規則性的東西，不可能算出所有突發性的事情。算命不能算出生病，只能算出你這一段時間身體可能比較弱，容易生病。眞正生病的時候，大部份都是突發的，否則怎麼會生病？所以如果拘泥這個規則，很多病都治不好。但是它是個很重要的參考。在病的正常演化過程中，它是很重要的參考。但是病的發生會不會從它來？絕對不會。病一定是《內經》說的內因外因，都是外傷、內傷、外感，才會有病。否則正常老化的人是不會病的，人應該是慢慢變老，一百二十歲才死，一百歲以前過世都是夭壽。

虛則補其母（與子）

中醫雖講虛則補其母，其實不需管母、子的。虛則補其母是很虛的時候才要補，而且最好是直接補虛，也就是補「子」的部份，但是你不會補「子」，只好去補「母」。最好虛哪個就補哪個，實在是找不到補「子」的方法，才去補「母」、去找它相生的。其實最好的規則是「母」「子」一起補。譬如肺虛的話，通常一定也要注意腎，腎虛的人常常肺有問題，肺虛的人常常腎有問題。光補腎經常補不起來。假如肺跟腎一起虛，一定要兩個一起補，這個是用藥的秘訣，這也是最重要的觀念。治頭痛的時候，絕對不能只治頭痛，一定要把它底下的臟照顧好。所以之前說的「五臟藏七神」，事實上頭上循環的根本還是在內臟，所以治頭痛的時候光治頭痛是無法根治的。川芎茶調散是口訣，只是把入每一條經的藥告訴我們，其中有哪兩味入膀胱經，哪兩味入三焦經，哪兩味入大腸經。那個藥方是讓我們拿來當口訣背的，眞的用起來效果並不好。治頭痛的藥要加入臟藥，這才是虛則補其母的眞義。

金不剋木：肺虛與肝火

從五行來看金與木是相剋，然而從生理學來看金跟木相剋又是什麼意義？肝臟除了是酵素的工廠，也從事解毒的工作。如一喝酒，就需要解毒，馬上肝臟的血液循環就增加，這在脈診上可以看得很清楚。有些西藥有毒，但要解剖或切片才能察覺，往往要等到病人快死了才知道。但是實際上一吃有毒的藥，肝循環馬上就增加了，由脈診來看的話非常明顯。喝酒也是一樣，一喝酒第一諧波（C1）的能量馬上就會上升，因為酒精要送到肝去分解，而肝的能量本來就很大，多幾個百分比能量就多很多了，任何有毒的東西都會造成肝循環的負擔。試想，假如肺很虛的話，身上會製造很多毒物，因為氧化不完全，就等於身上缺氧缺得很厲害，跑出很多自由基出來了，自由基只是有害物質中的一種，還有其他一大堆廢物都出來了，那麼跑出來的廢物，身體要補救，所以就通通送到肝去處理。所以一個人假如肺的脈診指標很負的話，肝火就容易大。因為氧氣不夠而產生的代謝困難，要靠肝去救，因此肺虛的時候會有肝火。但是假如一個人的肺氣已經很正了（有餘），但是他的肝還有火，這就比較麻煩，肝可能眞的有問題了。

因此，當我們看到肺很負、肝正的時候，雖然也有肝火，但不見得是肝病，很可能是肺病。這跟前面章節所提到的高血壓的邏輯一樣。平常我們的身體送血到頭部是以膽經為主，胃經送到臉部（也就是頭的前面），膀胱經主要到背面。這幾個經如果堵住了，到頭上的血不夠，就只好靠最大的那個經來救，所以這時候肝經的火就會上來，血壓就容易高了，所以中醫說肝火會導致高血壓。但是肝會有火、變成正、有餘，是因為膽經或胃經堵住了，它是來補救的，這時候若是開個龍膽瀉肝湯，病人一定會昏倒。頭部已經沒血了，還不准肝經的火上來。那麼應該怎麼去救這個病？我們應該要把他的膽經、胃經弄通，而不是去壓他的肝火。去壓肝火做什麼？就像假如是肺虛肝火，我們不可以壓他的肝火，應該是要補肺。一位好的中醫對病的理解一定要到這個層次。

實火與虛火的分別

生理上幾乎沒有眞正的實火，因為最好的生理狀態中醫稱爲致中和，而不是哪一條的經絡能量特別大。所有的火幾乎都是第二替代道路，沒有辦法，火才會發生。只有像剛受傷時候的實火或發炎等現象，可以說是眞正的實火。因爲受傷、發炎，身體要來治療而產生的「火」是實火沒錯，但是這個實火我們也不能把它壓下去，而是要讓它趕快上來，好送更多的血來自我治療。

老年人動靜脈的壓力差會越來越小——在靜脈的血會越來越多，而在動脈的血則越來越少。這表示循環越來越差，所以老了才會得癡呆症。並且就循環來說，越到高頻越難供應能量，因爲本來能量就少。所以大部份人老了以後，腦容易出問題。不過，老年癡呆的人反而比較容易長壽，除非沒有人照顧。若有人好好照顧的話反而不容易死，就像前美國總統雷根，活得好得很。這是因爲腦子一直萎縮，到別的器官的血反而變多了，本來腦子就是純消耗的。

五行相侮，心法與口訣

「相侮」就是前述的相剋，比如說肝火一大，它就剋肺，但是事實上是倒過來的，肺虛會肝火，也就是金不剋木所以木有火。這剛好符合生理的規則。如前面所述，肺虛是因氧化不全所生，而毒素需肝去解毒。又譬如說心腎不交，也剛好符合生理規則，所謂腎水不剋心火，也就是靜脈回流不好，因而心臟輸出無效力。現在能畫成五行的這些規則，是我們治病時的第二個層次。平時我們的處理，當然直接腎虛補腎，脾虛補脾，這是第一個層次。但是診斷上不那麼確定的時候，或者是在疾病惡化的過程當中時，病情是越經走而不是循經走的，這時並不容易判斷它的路線，就要用到第二階，也就是前述的治病的第二個層次。當然，我們眞正在治療的時候，大部份都只需用到第一階的方法。腎虛補腎，脾虛補脾，一百個就治九十個了。現在提出的這幾個是我們常用的，但是其他由五行相剋導出來的部份，醫書沒有特別記載，《內經》也沒有提。

中醫留下來的許多文獻是口訣，不是心法，心法跟口訣不一樣。口訣是讓我們記誦的，沒有叫我們怎麼用。就像《九陰眞經》，即使都背很熟，武功仍不會練，因爲沒有心法。而現在留下來的大部份是口訣。如果你去看馬王堆練功的記載，那都是口訣。口訣是入門時用，如果緊抱著口訣就以為懂得中醫的全部，那就錯了。即便川芎茶調散已經背得很熟，也不一定能治病。口訣只是一個讓人記憶最方便的設計。比如說《三字經》，那是教導我們做人做事的口訣，但是光會背誦，就眞的完全會照《三字經》做人做事嗎？但是《三字經》確實讓人念得很順口，就像大陸的「順口溜」，都是將傳播的訊息設計得很漂亮讓人便於記憶。我們中國早期的那些藥方，也是寫成很漂亮的口訣，念起來押韻，一下就背起來。很多針灸的重點也是這樣，它是讓人記憶用的，背熟了以後不能光靠那個治病，還是要學習眞正的診斷重點在哪裡。一個是口訣，一個是心法。心法是告訴你應用時要注意哪些事情，又有點像是法令的實行細則，沒有實行細則，法令無法執行。

外傷

外傷是發病很重要的原因，但是最不易以傳統的方法診斷。例如小孩跌倒，如果跌得重，摔一下就駝背，當然影響循環很大。即使是脊椎骨稍微歪、胸部摔的重一點的傷，也都不容易自己好。沒有一個小孩子不摔，但是大部份不那麼嚴重，循環會回來。通常是發黑發青了幾個禮拜都沒消才算嚴重。

由脈診找外傷病位的方法

嚴重的傷是那種由脈診上可以看出來的，進而可由脈診找到位置的傷，可以是新傷，也可以是成年老傷。一定要打開衣服來看，才好精確定位。通常起先看到了還不怎麼樣，稍微揉揉處理一下，那個大略形狀就出來了。病人可能想了半天才想起是小時候跟大人下田時被人用鋤頭打到，腫了兩三個禮拜才好。你就知道雖然患處已經不痛了，但是病一直在那兒。所以咳嗽、高血壓都跟著發生。病因就是這幼時的傷。一旦處理好就沒事了，血壓也會降、咳嗽也好了。

找到受傷的位置是最難的，假如不會看脈診，絕對不知道病是由傷而來。有一些外傷，不只是很難診斷，有時還會發生誤判。打針打太多的，肩膀或臀部的循環也可能完全堵塞。什麼樣的病人都有，如果說那個傷可以由脈診來辨別是撞擊性外傷或是打針的傷，那是騙人的。我們只能看到有傷，怎麼來的還是要靠自己的判斷。譬如若是臀部這個位置當然大多是打針打傷的，很少人這個部位會被打傷。傷在胸口、頭上的最多，一大堆高血壓、腦部疾病都是這個原因。

要從脈診去看外傷引起的疾病，先找到粗略的位置是最重要的。如能先找到四十四分之一的位置，再進一步確定更小的範圍就很容易了。通常若要找出更精確的位置，仍要用問訊、接觸或甚至用猜的方法。例如已經知道是上焦膽經，大概就是這些地方，那就在這些地方摸一摸，如果病人感覺很痛，那就是找到了。但是如果完全不知道傷在哪裡，全身到處去找就太難了。外傷發生後它已經堵在那裡，若沒有把它解決掉，就會由一個地方堵進而慢慢擴大，等到變嚴重就蔓延到相生的經絡，此時就要使用相生相剋的規則。到目前爲止，我們覺得外傷引起的高血壓最好治，大小醫院的西醫都要病人長期吃藥，中醫其實很快就能治好。這種外傷最好治，最討好，只是要先知道傷在哪裡。

外傷引起的經絡堵塞容易治

姿勢不良造成的病又是另一種外傷。因爲是長時間畸型造成的，久而久之成爲內傷，比較不好治。最好醫治的是直接的外傷，只要把受傷的外因用刮痧等方式去除，病人很快就好了。老人家小孩子都一樣。

開刀帶有傷痕，也是外傷。只要是疤長不好的，都會影響氣血，眞正好的疤幾乎什麼都看不見，連亮亮的淡痕都看不見。更不要說長得畸形的，氣血絕對受影響。疤長在哪一條經上，就是傷到了那條經絡。疤長不好的話要一方面吃藥，一方面物理治療，等到疤幾乎都完全不見了，這才算好。

外傷引起的高血壓也很容易治。因爲心臟很好的人才會發生高血壓。身上有堵塞，而心臟很有力，所以用力跳，才發生高血壓。假如心臟有毛病的話，它就跳不動了，血壓自然降，就不會有高血壓了。不過很多冠狀動脈及其他心臟病其實是高血壓長久造成的，因爲心臟長時間超載。但是等到冠狀動脈堵塞或是心臟缺氧少力的時候，高血壓就好了。只有高血壓會造成心臟病，心臟病不會造成高血壓，這個因果一定要顚倒過來。高血壓會造成心臟病，因爲高血壓的時候，心臟是超載的。

陰陽辯證：能量分配與體質虛實

頻率越低能量越高，所以陰的病比較不好治，因爲能量很大要多加一點或是少一點就很難。一般說來只有陽分的病，也就是體表的病，比較容易治。但是陽分的病，如果是大腦的病就比較麻煩。大腦的病多是從陰分來的，所以說五臟藏七神，內臟是好的，能量能維持，才能把能量送到高頻去。譬如說脾經（三），會幫忙肺經（四），也會幫忙膽經（六），因爲膽經是倍頻。所以假如脾很虛的話，第六、第九諧波也會跟著下來，頭上的血就沒有了。因此治病的時候要注意。這也是爲什麼川芎茶調散不好的原因，因爲它沒有顧到陰分。它含有補膽經、小腸經、大腸經及三焦經的藥，但是吃了之後，病並不會好；頭痛第一天吃了有效，第二天就不行了。爲什麼？底下都不顧好，拼命往上拉，就變陰虛了。所以平常寧願開人蔘敗毒散，因爲這味藥把脾顧好。但是腎虛的話開人蔘敗毒散會更壞，因爲人蔘是補脾傷腎，假如病人腎虛還給他吃人蔘敗毒散的話，有害無益。

所謂的辯證論治，不只是辯證病理本身，最難的是考慮病人的體質。我們要知道病人本身的體質是什麼，不然的話就老是這個方子治這個病、那個方子治那種病，永遠治枝枝節節的病。以最簡單的方式而言，一定要會判斷腎虛或脾虛：第二、第四、第七諧波虛是陰虛，是腎、肺、膀胱（心血虛）；如果是第三、第六、第九諧波虛是陽虛，是脾、膽、三焦虛；至少有這兩種體質。否則我們有一半的病人不會治，至少會治錯一半。所以一個方子頂多治百分之四十的病人就是這個意思，這個世界上大概有五成是第二、第四、第七諧波負的，五成是第三、第六、第九諧波負的，隨便開方子大概就有五成開錯的機會。其他辯證再稍微錯一點點，一個藥方能治四成就很好了。所以說不會看體質的話，最多只能看百分之五十的病人。

第四部

健康與養生之道

第八章 日常養生的脈診運用

內外傷，過敏與呼吸法

既然以共振循環理論爲基礎的脈診，能夠合理解釋很多困擾中西醫多年的理論與實務問題，或許也能夠對於日常養生的運用提供一些獨特的觀點，供大家參考。

內傷與外傷

一般說來，中醫的治療像針灸、推拿、刮痧……等屬於外治的多、內治的少，因爲以經絡爲基礎的醫理比較容易處理外治。內臟與經絡是循環裡外的兩面，屬同一個系統，而我們大部份的疾病及外傷，都是從外往裡走，很少是器官部位受傷的。除非是吃了很多油脂，身上的三酸甘油多了，或者是身體中毒，才會是內因。內因就要以控制飲食或排毒慢慢改善。大部份的病人都是因外傷而起，除非在血液中找到很奇怪的成份，否則內臟的問題多是從外面來的，所以在治療上要特別注意這一點。治肺病並不是直接治肺，而應通過治肺的經絡及肌肉來治。治肝病也不是直接治肝，要去治肝俞穴附近的問題，也就是中醫所謂的外邪。現在很少有像肺結核那樣病菌把肺吃掉三分之一的病，這種病人現在很少了。肺壞掉三分之一一定會高血壓。我們身上的器官（包括腦）備用的部份約有百分八十五，部份壞了就由備份來頂替。身上也是一樣，腎臟只要其中一個還有三分之一左右的功能正常，外表就看不出來異樣，肺也是一樣。不過現在空氣實在太髒，所以肺的問題非常多，若在脈診上看到病人的肺有三、四個負，就知道他的肺有麻煩了。

過敏與小兒過敏：三六九脈

小孩子循環的特點與大人有什麼不同？我們的實驗對象並沒有針對很小的孩子，實驗過的最小的孩子大概五、六歲，他的循環看起來跟大人差不多，只是分配不大一樣。古時中國人認爲小孩子的脾胃比較弱，這大概看得出來，從脈診上來看，脾、胃血循環的量是較少，但是其他的指標跟大人差不多。小孩在發育的過程中會有補償的作用，如果有很好的營養、運動，身體自己就會把缺陷救起來。不見得小孩子就容易發氣喘。如果從小孩子脾胃比較虛來看，脾經是和過敏特性有點關係，我們從第三、第六、第九諧波大概看得出來他是不是容易過敏。通常過敏是因爲反應過度，反應過度有兩個原因，一個是反應不好，也就是說起初少量細菌來的時候不反應，等到細菌多的時候就過度反應。還有一種是細菌來了就過度反應。所以所謂的過敏有兩個類型，一個是其實不反應，等他反應了就過敏，另一種就是隨便一點刺激就過敏，所以一個是虛的、一個是實的，這在脈上看起來不一樣，一個是第三、第六、第九諧波能量負的，一個是第三、第六、第九諧波能量正。正的一定過敏而且不容易治，第三、第六、第九諧波能量負的則不一定過敏，而且如果過敏也比較容易治。所以，看到第三諧波、第六諧波、第九諧波的脈正或負都可能是過敏，雖然表現不一樣。假如同時在三焦經第九諧波上有其他問題的話，常常是皮膚問題，因爲三焦經走腠理，假如跟胃經一起不好就會食物過敏。假如是腎經也有問題就可能氣喘，所以還是要看體質。過敏是一種體質，會跟著患者身體的狀態不同而表現在不同的地方。尤其第三、第六、第九諧波能量爲正的過敏很難醫治，但還是可以設法減輕症狀的。

就循環的觀點來說，高血壓沒有實症而都是虛症。過敏的實症還是可以控制的，像紅斑性狼瘡很多都是實症，就是第三、第六、第九諧波能量正，但還是可以控制，只是一般說來比較難根治。如是虛的過敏就很容易治，治好了也不會容易復發，因爲原本是因爲循環不好反應鈍，對外界來的刺激不反應，等刺激太大才過度反應。只要把他的循環調理好、脾補起來，就會慢慢痊癒。像紅斑性狼瘡是自體免疫，自己的刺激也過度反應，這就很難治了。一般而言只能控制病情，很難根治。

胸式與腹式呼吸法

曾有人問：肺式呼吸跟腹式呼吸在養生上有什麼不同的效果？我們可以這樣來看。肺式呼吸的話，右心室的負載較小，因爲肺呼吸會幫忙把血擠出來。但是用腹式呼吸的話，靜脈回流會好，因此會補腎。所以腎虛的人，最佳的治療方式就是多練腹式呼吸。我們百分之五、六十靜脈的血都藏在肚子裡，所以當你不斷地去擠壓它的時候，靜脈回流就會變好。當我們用腹式呼吸的時候，左心室的負載會變小，因爲腹式呼吸會幫忙把血擠回去。所以只要好好深呼吸對心臟都不錯。

不同的呼吸法，對心臟有不同的幫助。若要對左心室右心室都有益，最好全面呼吸。胸式呼吸會增進右心室功能，而腹式呼吸會增進左心室功能。練氣功是在鍛鍊循環器官，除此之外，呼吸也是很重要的心肺強健的方法。

氣行血與練功運氣

所謂的「氣行血」就是壓力到某個位置了，只要有一個開口，血就會噴出去。所以「氣」就是那個壓力。那個壓力幫我們準備好了，一開個口就氣行血了。那麼練氣功的人有什麼能力呢？他可以控制自己血管跟器官的彈性。這本來是我們交感神經跟副交感神經的工作，但就像練瑜珈的人有的可以控制自己的心跳，練氣功的人也可以控制自己的血管跟器官彈性。我們曾做過相關實驗，練氣功的人運氣去腎的時候，我們量他的第二諧波，眞的可以看到第二諧波的能量變高；他說運氣運到肝去了，他的第一諧波就升高，眞的做得到。

但是這樣對身體有沒有好處？可能是滿傷的。因爲你一運氣的時候，一定是把其他地方的血擠掉。可能把其他地方擠掉百分之五十，特定部位才會多百分之五，所以沒什麼好處。一般來說，這種刻意要把「氣」調來調去的，都屬於外功，那種不刻意調氣到哪兒去的，屬於內功。內功比外功好，尤其站在治病的立場上來說。爲什麼呢？因爲內功靠的是自動控制系統，我們的自動控制系統有一種能力，就是自己會調控血，循環越不好的地方會自動供應較多的血。所以很多人說胃不好，那麼練功的時候要不要把氣引到胃去？我的建議是乖乖的練功，身體變好了，身體自然會把胃的循環恢復，而且會以最正確的方式去改善。假如不知道這個邏輯，把氣帶到胃去，說不定會傷了肝，結果胃病好了卻得了肝病。不然你以爲胃的血是從哪裡來的？身上的血就只有那麼多。好比你總共只有那麼多錢，全拿去吃東西，就沒有多餘的錢買衣服了。這是完全一樣的道理。

經絡循環與原理的運用

用藥的規則與經絡息息相關：每個內臟與經絡有一個共振頻率，如足少陰腎經與腎是同一個共振頻率，所以只要增加第二個諧波的能量，能量就會跑到腎臟與腎經，則到腎臟與腎經的血就會增加。因此在治療肺衰竭的病人的時候，只要將去肺的血壓波（第四諧波）能量增加即可。所以也可用氣功、針灸、推拿等增加送去肺的能量。這樣肺就不會衰竭，肺病就會好了。知道這個道理，治病就很簡單，而且有很多不同的治法。但原則是心臟要好，也就是要在循環系統剛開始運轉不靈的時候就要治了，不要等到各經絡負債累累再來治，那就來不及了。所以中醫與西醫在這個部份是不一樣的，西醫是要等到病人病重了才知道怎麼辦，還沒嚴重之前是沒辦法治的。如腎虛、肺虛也都補不起來，高血壓也不會治。所以說，西醫是治人不死的學問，中醫是讓人活的快樂的學問。

傷風時細菌感染與循環

爲什麼手一吹風，就會流鼻涕、打噴嚏？細菌感染的速度眞的有那麼快嗎？其實是因爲原本鼻子和喉嚨內已有細菌，手一吹風變冷，細胞因而變硬，共振變壞，血壓波無法傳送養份與氧氣給細胞，血循環就沒有了。這個循環的變壞不僅在手上，整個經絡都同時受到影響，因而流到鼻子及喉嚨的血同樣也減少，細菌就活躍了起來，所以才會流鼻涕、打噴嚏。其實一些得道之人死後身體不腐，可能也與細菌有關。得道之人，身上乾淨，沒有細菌。所以生前少吃食物、多喝清水，死後就會像一個放在冰箱中的乾淨的橘子，過幾天脫水成橘乾了，肉身還是不壞。但如果是一個遭細菌感染的橘子，就會發霉了。

背上俞穴與內臟疾病

爲什麼治內臟的病要從背上下手呢？首先，人的脊椎骨一定要正，因爲大動脈後面是脊椎骨，如果脊椎骨一彎就會壓到大動脈，振動就不順了，身體就開始不健康。壓到不同的位置，就產生不同的病。背上所有兪穴都是掌控到內臟血循環的樞紐點，因爲脊椎旁邊都是交感、副交感的神經節，它是掌控內臟與進去內臟血壓的自動控制系統。所以當兪穴被壓到，交感、副交感的神經節沒有血，就如同電腦沒電一樣，就沒有能力去掌控。所以那個器官的供血就不正常了。脊椎直直的是因兩旁肌肉力量平均地在拉它，有些人會下背痛就是因一邊的力量不平衡，一直拉它，造成疲勞或是萎縮，脊椎就歪了。若進而妨害大動脈及膀胱經上的穴道，就會造成循環上的重大障礙，引發內臟病變。

分辨左右針法與疾病虛實

針後離心端的血會減少，可是阿是穴是否也可用針呢？對阿是穴而言一定要用手法，也就是補的手法，否則最好是用灸的（例如膀胱經俞穴的治療，如不會補的手法，以灸爲佳）。如左大腦的膽經痛，最好是針右腿的胃經足三里穴，因爲針右邊的足三里，則左邊的膽經血會比右邊高，治療的效果就會比同側的好（靈龜八法之原理）。但是針同側有沒有效呢？還是有效。因爲針胃經的話，即使第三、第六、第九諧波是同側，近心端還是會大起來，是同側胃經遠心端的能量小下去。所以如果是右腳胃經的傷，則針左足三里則仍會有效。

大部份中醫所謂的實證（功能性）大多還是虛症（循環受阻等）所造成的，幾乎沒有眞正的實證。如高血壓，簡單的想像，心臟太有力看起來很像實證，但其實高血壓還是虛症。而且大多因爲腦部循環某一條經缺氧，其他地方只好來補救，所以骨子裡是虛症，只是表面看起來是實。要找到病因，也就是眞正虛的地方，並把它治好，這個病才能根治。西醫是看到高血壓時就把實症病因拿掉，讓心臟沒有力氣跳，結果虛的地方並沒有治好。譬如章孝慈先生是因爲左邊的太陽穴受傷缺氧導致高血壓，一旦不將傷治好，遇到天氣轉變寒冷，高血壓立刻發作，進而造成腦中風！一般而言，膽經受傷，胃經、膀胱經要來救，因此第一步是上焦的胃經、膀胱經的血循環會先升起來，所以會看到第五、第七諧波都非常正，像是實證。然後會在膽經第六諧波的相位上看到不正常的現象。所以這些虛火的表現，看起來很像實證，像是胃經、膀胱經的火，但其實是膽經受傷所造成的虛證。

共振波長與臟腑陰陽

比較軟的彈簧波長比較長，所以低頻經絡的振動波長也比較長，補充能量的穴位點就可以比較少。身體前面是陰面，自己拍拍看就可知前面比較軟，所以前面陰面穴道點的位置距離就比較大。第一諧波的波長是第二諧波的兩倍，第三諧波的三倍，第四諧波的四倍……所以愈低頻，波長愈長，它一定是在愈軟的地方，所以肚子要鬆，經絡的運輸才會好。在陰面穴道的相距位置都很遠，穴道也很大，扎錯一點位置也沒關係。可是背後就很硬，尤其是膀胱經很硬，膽經也有點硬，到手上的經絡更硬。這些硬的經絡，穴道的相對位置就比較密，波長比較短，需要較多的加壓站，幫忙共振。

簡而言之，高頻的屬於陽的，也就是振動比較快的、穴道組織比較緊的、自然頻率比較高的；比較低頻的就屬於陰，陰的就是比較軟的、穴道組織比較鬆的、振動比較慢的、自然頻率比較低的。

保護肺臟與矯正脊椎的重要性

有些人肌肉愈練愈大塊，但並不會因此更健康。國外跑百米的運動選手都很壯，但是很多四、五十歲就過世了。所以西方運動的整個邏輯是有問題的。肌肉過分發達，會造成心肺過度負擔，又怎會健康？站在治病的立場，心與肺是一體的兩面，肺不好，心一定不好。心臟被肺四周包圍著，猶如心臟的避震器，它不只是在交換氧氣，也在以避震功能保護你的心臟。所以第一要保護肺臟，然後不要讓經絡堵塞。治病就是要把堵塞疏通掉，因此最重要第一個條件是骨頭的位置一定要對。最大的骨頭就是脊椎骨，它一定要正。如果脊椎歪了，歪在哪一個俞穴的位置，哪個內臟就衰弱。脈診時，左手可看到左邊的內臟，右手可看到右邊的內臟。偷懶時，男生可只量左手，女生只量右手。通常百分之七十的男性都是左邊，女性都是右邊容易生病。所以中風的男性多是左邊，女性多是右邊。

鼻病與痔瘡難斷根

鼻子的病很難治。鼻病可略分爲五種：⑴腎虛；⑵胃火；⑶肺虛；⑷大腸虛；⑸膀胱虛。以上這五個經只要有點問題，鼻子就會出毛病。很少人這五個經絡都沒有問題的，所以很難斷根。痔瘡也是大多數人會有，差別只是在輕微會癢或嚴重成塊的不同。爲何這兩種病幾乎每個人都有？因為鼻子這位置是太多經絡的交會，通常鼻子不好，也反應在咽喉、食物的入口，那個地方也住著細菌。而肛門是另一出口，經過的經絡也很多。

頭病要先注意脖子

其他如習慣性中暑、偏頭痛等頭上的病，可能是膀胱經與膽經有問題，要注意脖子，也就是心臟輸出到頭上是否有障礙。受熱只是個近因，事實上是原來頭的循環就不太好。所以偏頭痛的人就很容易中暑。

偏頭痛是腦的一邊循環不好，失眠也是。治失眠也是把腦的循環改善就治好了。原本失眠的人是因為腦循環不好、缺氧，而人睡覺時，肺活量下降，腦會更缺氧，因此生理反應本能就是不讓人睡覺，醒著才多吸一點氧氣，所以才會造成失眠。醫治的時候就要從改善腦的血與氧下手。偏頭痛、失眠、多夢甚至高血壓、青春痘等等，其實大多是同一個原因造成的，就是頭上缺氧或缺血而已。有人高血壓，吃西藥也昏倒，吃中藥（像龍胆瀉肝湯）降肝火也昏倒。這是因為高血壓如因頭上缺氧，肝經會以增大能量來補救，結果吃中藥又把肝經壓下去，或吃西藥減少了心臟輸出，當然會昏倒。

姿勢與心情，推拿與開刀

治病或保健有兩大重點：⑴姿勢要正，讓每個骨頭都在對的位置；⑵心情放鬆，讓每根神經都在最低能量的狀態。如此一來就什麼病都會好。生病過程就是一個穴道先堵住了，再堵另一個穴道，一個一個堵下去，最後整條經絡都堵了，內臟也開始壞了。

推拿穴道要看推拿的手法，最好是有針灸的功效，又可把廢物推出去。推拿的手法有幾百種。但基本邏輯是把阻塞推走，同時給一個共振，把新的血引進來。一方面除舊，一方面佈新，才是最好的手法。

西醫開刀，同時把瘀血放掉、腐肉切掉，就把堵塞的地方打通了，因而病也會好。但是最好不要留下太多傷疤，免得又成了新的瘀塞。西醫以前開刀剖腹生子，是用橫切的，現在又改爲直切。因爲直切的癒後比較好。其實橫的開刀，經絡都被切斷了，所以當然癒後不佳。前女星胡因夢的生產就有這個痛苦經驗。根據西醫理論，應是橫的開刀，肌肉才容易長回來，可是經驗累積卻發現還是直切好。西醫很多是靠經驗法則，可是他們的經驗一直在累積當中，雖慢卻持續地前進。中醫雖然有很好的理論基礎，可是陳義過高，後人不能瞭解，反而一睡千年，未來要靠大家一起努力。

經絡與季節的關係

古書常說春弦、夏洪等等，我們在實驗上都看得到。這個邏輯是什麼？我們現在不要再去背原來那些口訣，以前的人是懂了以後再去背口訣，去幫忙記憶。如果我們只是背口訣而不懂原理的話，就會害死人了。我們現在對四季脈的變化必須換一個角度想，由循環的原理去想。

體溫與四季治病：冬補腎、夏補脾、春補肝、秋補肺

爲什麼古人說冬天要補腎？冬天的時候天氣冷，所以血循環一定要往裡走，來維持溫度的梯度，所以只能把內臟弄得熱熱的，體表不能熱。假如體表溫度很高的話，散熱就會散太快了，這是一個傳熱的問題。冬天的時候，最好體表溫度只有攝氏二十度，內臟卻維持在攝氏三十七度，否則新陳代謝就不能維持了。然後我們再穿很多衣服，避免外界溫度太低使得身體不斷傳熱出去。所以到了冬天，我們的血循環一定集中在內部，不能到體表。這時候治腎的病最好，因爲腎經本來就在身體的最內側。原來還要歸經的藥，現在就不用了。血通通往骨頭跟內臟走的話，吃了補腎的藥自然就補到了，所以冬天補腎的話很快，一下子就補起來了。

到了夏天就要反過來。內臟的熱散不掉，所以血循環通通散到體表來，都在腠理，所以這時候摸自己的皮膚，一定感覺熱熱的，還要吹電扇。體表最好有三十八度，好把身體裡的熱都散出來，因爲外面的氣溫已經是三十六度還是三十三度了。我們的體表只好很熱很熱，假如體表很冷，外面的溫度還往體內跑，裡面的熱怎麼散得掉？因此血必須往外走。因而這時候脈就會比較洪了，因爲血在體表走，而且走得很快。但是這個時候對心臟來說其實是身體較柔軟，因爲溫度高、組織都較軟，彈性好、阻力小，所以對心臟的負擔比較小，血行會比較強，假如心臟有什麼病這時候治比較容易。

脾與心臟相似，也與體表之氣有關。因爲第三（脾經）、第六（膽經）、第九（三焦經）諧波相生，而第九諧波爲腠理之氣，所以消暑之補品多爲補脾，因爲這樣才能氣往外散，循環往體表散熱。春天剛好是裡外交會的時候，不裡不外，所以治肝、治肺很好。

這樣子四季的脈我們就都懂了。去背那些春脈弦、夏脈洪什麼的，不如仔細想背後的邏輯，血循環的分配一定要根據這個循環，體溫才能維持，人才能活得很好。血分配是這樣的狀態，因此我們根據時令來治病就好了，不用去用藥引，否則可能引了半天引得好累，還不一定有效果。這時候善用補藥，補藥自然就會去你要的地方了。這就是四季治病的邏輯。

在一個很涼快、微冷的地方，夏天也一樣可以治腎病。血循環是隨著溫度、季節改變的，《傷寒論》適用的環境一定是北半球，到南半球就反過來了，春夏秋冬跟我們顛倒。

春天補肝、秋天補肺，這是我們的脈指導的，肺跟肝兩個都是半裡半外，腎是最裡面的，然後所謂的心脈跟脾脈都是最外面的。

預防四季病與保護、強化體質

冬病夏治是要我們預先治療，也就是預防醫學的邏輯。譬如說一個人容易咳嗽，那是秋天發的病，醫生會說夏天就不要吃涼的東西，從夏天開始保養，秋冬就不會發作。然而眞正的治療時機不見得是那個時候最好，基本上只是預防的邏輯。身上所有的地方暖一點的部位血循環一定比較好，冷一點時血循環一定比較不好。但如果身體好，就不在乎這一點。古人說讓小孩子穿少一點，刺激他禦寒的能力、增強抵抗力。假如這個孩子很健康，給他刺激確實能讓他更健康；但是假如他本來就弱的話，就要保護他。就像年輕人跑步，是在刺激心臟，但是如果有心臟病的話，還可以這樣跑步嗎？又好像外國人的小孩長年穿短褲，如果這些孩子的氣很足的話，如此當然可以刺激他、讓他更強。所以說，這個問題事實上沒有一個標準答案的，小孩子的身體很好，還給他穿很多的衣服，反而促使他長大以後更容易生病。但是假如他已經很弱、在咳嗽了，還不給他穿衣服怎麼行？當然要先讓他穿暖一點，先把身子保養回來再說。重點就是在健康的狀態的時候，可以讓他接受刺激，尤其是小孩子。老人家當然沒辦法，氣血都已經衰了，再刺激，心臟就會報銷了。不過如何照顧要視小孩子的體質而定，不要過度保護他，過度保護的話絕對是傷害。

中西醫應相輔相成

中西藥可以合用

目前對於中西藥能不能合用的問題，還頗有爭議。在台灣都認爲不行，但是大陸把中藥跟西藥一起用，事實上用得很好。台灣不准中西藥一起用，其實是一種利益糾葛，因爲政府某些官員認爲中醫不能開西藥，那麼中醫只好也說西醫不能開中藥。其實這不是絕對的。舉例來說，唐飛先生擔任行政院長時（民國八十九年）曾經肺發炎，一直吃抗生素，爲什麼老是沒效？抗生素殺菌力一級棒，這是任何中醫所無法比擬的。可是爲何還去做高壓氧？吃了抗生素這麼有效的藥，又要去做高壓氧，爲什麼他胸口這個傷口不會好？這應該是他肺經的循環很差，吃下去的抗生素，血不會把它送到傷口來，所以一直吃抗生素仍不會好。正確的做法應該是先吃抗生素再加補肺的藥，血循環就會跑到肺來，而且更好的是要疏通那個傷口造成的瘀。血循環一回來，白血球、抗體，加上裡面的抗生素，都會過來，傷口就會好得很快。其實不需要用抗生素，只要把血循環弄好，這個傷口的循環一改善，血液中的白血球，抗體自然會發揮功能，不用抗生素傷口也會改善。只是復原時間會拖比較長。如果傷口附近的循環不好，吃了有效的抗生素，藥效還是只發揮在循環很好的地方，然而那些地方並沒有細菌。另一方面，抗生素都是有毒的，吃了一大堆藥，肝和腎被毒得要命，結果需要抗生素抵抗細菌的的地方反而沒有藥效。

改善循環是根本治療

西方的整個循環理論是不精確的，不知道怎樣治療循環病。我們要向前推進一步來看生病的原因，就拿扁桃腺發炎來當例子。爲什麼會發生慢性扁桃腺炎？很簡單的道理，細菌躲在這裡，因爲口腔最容易讓細菌進駐。那麼該如何將細菌趕出去？答案是「把血帶到那裡來」。扁桃腺在上焦胃經的位置上，最好用的方法就是多按摩幾下，沒事就揉胃經，尤其是頸部，如果痰一直出來就好一半。天天吃抗生素不一定有用，不吃藥光這樣多按摩幾次，就好一半了，所以病沒有那麼難治。不管你吃不吃藥，重點是要把血循環給調理好。不管治什麼病，血循環好，再配對的藥，就會有功效。就殺菌來說當然西藥是首選，但是血循環不來，做什麼治療都是事倍功半的。我們曾做一些實驗證明穴道是循環的一部份：如果往穴道上一壓，同一經絡上的脈就掉下去了。這個數據表示，只要壓其中一個穴道，沿著經絡上面一點、下面一點各處穴道的循環都會降下去。所以，要改善胃經的循環，就整條胃經都要疏通。而阻塞的穴道就是重點，上上下下的穴道都要復健，對側的胃經也要一起復健，才能眞正有效改善循環。再加上有效的抗生素，就能根本治療。

開歸經中藥促循環

循環要如何調整？首先得知道哪裡循環不好。循環不足的地方，缺氧值就很大，表示缺血缺得很兇。開口開很多的地方，血壓的供應就不夠。這個時候假如能夠讓壓力供應增加，流進器官的血流一定會增大。這就是爲什麼要治療的時候，看缺氧指標最大的區域是哪裡，增加能量的供應就治好了。因爲那個地方雖然缺血，但是生理功能仍屬正常，只要把血壓送過來，供應器官的血量就會大。

用中藥還有一個好處。假如一個地方缺氧指數不高，我們卻用藥增加此處的血壓，換句話說就是用藥用得不對了，把血壓又升得更高，這時我們生理上的控制會自動讓開口開小一點，裡面的血循環並不會因爲開錯藥而增加，供血就不會增加。所以中藥相對來說開錯藥的影響比較小，它中間有一個緩衝的區域。不只是有而且蠻廣的。怎麼說呢？這個自動控制系統不但局部可以控制把開口大小，也可以控制供血量。所以通常治病的時候，要特別注意開口已經很多的地方，那也就是缺氧指標較大的位置。遇到緊急的狀況時，增加血壓的動作，要像是把錢用在刀口上，如果這個地方的循環已經好得不得了，就不要再補了。好比有些人其實腎已經強得不得了，還猛吃補腎的藥。應該是哪裡需要就補哪裡，這才是最好的藥。

誤（反）下中藥也會有害

中藥什麼時候開錯會有問題？譬如說他的脾經（第三諧波）已經很虛了，已經缺氧缺得很嚴重，小動脈的口開得很大，結果開藥把血拿去補腎，這個時候就會更惡化。換句話說，大部分的中藥，要到極端不對的才會出現問題。中藥誤下的機率要比西藥少很多，所以中藥的副作用嚴格講起來也少很多，它的錯誤大都在身體生理可自行調控的範圍。中藥是在調控我們的能量供應，但我們自己身上還有一個調控能力可以補救。不像西藥吃了之後，藥性強烈，且因爲有毒，一定會傷到身體，在肝去解毒前，毫無化解的方法。但是中藥還有一個緩衝的機制，除非開了一百八十度完全相反的錯藥。

不過，不要以爲中藥是吃不死人的。應該儘量避免開那種有毒性的，烏頭什麼的不要開，因爲那是最緊急的狀況時才會用到的。會用藥的話，根本不必用到那麼強的藥，烏頭就像是西醫打的強心劑。其他最怕開錯的就是第二、第四、第七諧波跟第三、第六、第九諧波判斷錯，這是最大的錯誤。一個簡單的區分方式，第二、四、七諧波是陰，三、六、九諧波是陽。陰是顧本的，陽是禦敵的。陰虛陽虛的開顛倒，這個是醫生的大忌。我從來不建議使用有毒的藥，也不贊成開強心的藥，甚至四逆湯原則上都少用。我只建議用非常溫和的藥。事實上，採用溫和的手段，病就會好，重點在於是否能確定堵塞的位置。針對人體四十四分之一的部位，這是最主要的重點。診斷到四十四分之一，開藥也就能精確到二十二分之一，因爲用藥對左邊右邊是很難控制的。但是物理治療可以準確到四十四分之一。

物理治療是巡弋飛彈

物理治療爲什麼那麼重要？因爲只靠心臟能量自己治療的話，效果比較慢。心臟本身只有一點七瓦的能量，僅靠心臟去衝，也許需要衝幾千次才會通。但是假如我們用手，以推拿或按摩手法來治扁桃腺發炎，手指隨便捏捏就兩三瓦。心臟一共才一點七瓦，自然能分到咽喉這裡的，恐怕零點零一瓦都不到。穴道約有三百六十個，一點七去除三百六十，再加上內臟也需要能量，可想而知分到一個穴道上的能量能有多少？一百分之一的瓦數就不得了了。如果用手去捏，輕易就達兩瓦、三瓦，立刻打通血路，當然比較有效。如果配合吃藥，再靠心臟自行運作，也有幫助，但是幫助並不大。一定要靠外力去幫忙。大陸的推拿手法聽說有六百種，就是用手來代替心臟送能量過來。用手可以推到一瓦、兩瓦，原來靠心臟打不通的，推拿就可以了。

從另一方面來說，僅憑心臟打通有什麼好處呢？好處是絕對配合我們身體的需求。因爲它是配合身體的共振，一定滿足身體的需求。外加的力，同步性可能較差。但是在堵塞很嚴重的時候，還是要靠外力幫忙疏通，讓血順順當當進來，然後修補、改造的工作再讓心臟和血管來執行。這樣子身體的共振就又可以恢復到跟心臟完全匹配的狀態。總之，一下子要想突破過去，還是要靠外力；針灸也好、推拿也好、按摩也好、整脊也好，反正一定要用物理治療，然後才靠藥。所以就治病上來說，一定要內外兼治，裡面就靠藥或運動，外面就直接做物理治療。

走火入魔與安慰劑效應

直接作物裡治療一定要知道位置，否則就犯了跟剛才用錯藥一樣的錯誤，通的地方更通，不通的地方更不通。所謂練功走火入魔也是這個意思。老是去通那些很通的地方，最後那個通的地方就變成短路，結果能量一送，都從那個地方走掉，其它地方都沒了，就容易走火入魔。練功的人，是用意志力去通某條經脈，但是只通一、兩條經脈是沒有用的，不如讓身體自主的自動控制，產生安慰劑效應。讓血循環自己去送，讓它自動去控制，自動控制才是最重要的。有效的治療其實也是循著安慰劑效應，只是用外力配合並加強這個效應。畢竟身體內有著成千上萬的感應器及電腦，對自已的瞭解是最精確的。所以誤下中藥與走火入魔，本質上都是反其道而行，使人體功能病態「大者更大，小者更小」，違反了中醫「致中和」的最高指導原則。

總結　回顧與展望

循環與諧波共振

血液循環由彈性位能推動

儲存在血管壁上的彈性位能在小動脈末稍轉換成動能，之前都一直用位能的形式輸送能量。微血管網有調控的功能，不能開很多洞，開太多洞血壓就會降下來；但是又必須開足夠的洞，讓不同的地方輪流開，就像輪流灌溉一樣。這麼多的田是一定要輪灌的，但不能總是灌溉同一個地方，否則其他的地方都乾涸了。但是又不能同時打開那麼多，只好輪流了。

如果依據流量理論，應該通通打開，有流動就好。但是一九七〇年代就已經發現了，我們的微血管事實上只開百分之二，只是不知道原因。我們改從維持壓力這個角度來看，就不難理解。如果微血管開到百分之四、五，缺氧指標數值就會變大。一個瀕死的病人，微血管開口的比率會更大。

動脈迴流圈與四逆湯強心

手腳及人中的動脈迴流圈一方面是爲了抵銷兩邊傳過來的反射，另一方面是因爲圈圈之容積比單管血管大很多，可以加大吸收循環的能力，就像加了很多電容的電源穩定器一樣。一條線路，不論送電波或機械波，要抵銷反射是很難的。電路一般都是用四分之一末端，反射的波相差二分之一波長，一個向上一個向下，所以剛好可以抵銷掉，但是這種抵銷的方式只限於一個波長，而且要曉得波長才能做出四分之一波長的端子。但是到手上來的有那麼多的波，有第四、第八、第九、第十等諧波，那要怎麼辦呢？最簡單的方式就是讓它們去相碰，總有一個地方是高、一個地方是低，一碰就沒有了。通通相碰，就不會反射了。可是相碰完之後，調控不見得那麼好，所以這個地方就有很多 A-V Shunt，可以進一步微調，如此一來就可以調控得很好。而微循環本身的許多網狀分枝結構，也會大大地降低反射。幾個功能相輔相成，反射的控制就完成了。

在正常狀態之下，手腳的循環都是有餘的，須由 A-V Shunt 送走。所以手腳一發冷或嘴唇一發冷就是送血不夠了，而且是病很重了。現在我們所用的四逆湯的方子大概就是這個目的，治療手腳發冷。但是四逆湯等於是強心劑，當歸四逆湯雖然比較好，不過還是強心劑，不能當作常規使用的方法。中醫是以補爲主，不會開藥的話，通常開強心或是補腎，總會有效。但這不是常規，不能老開這種藥。一直強心，心臟總會衰竭的。只能救急。四逆湯的邏輯就是這樣，手腳一冷就叫四逆，全身的血不夠了。血多的話，手應該會很紅潤，因爲氧氣供應充足，而 A-V Shunt 開的很大。

週期與倍頻的假設與實驗

心臟打的是週期性的波，所以一定要產生一、二、三、四、五的倍頻關係，這是數學的結果。一個週期性的函數無法產生一點五、一點八等不是諧波的頻率。當器官發育、生成的時候，演化上多產生一個頻率，身體還是不能發生一點五等非整數倍的頻率，所以只好按照一、二、三、四、五的關係發展下去。因爲我們的心臟是這樣運作的，所以打出來的頻率關係一定是這樣，內臟的共振頻率要符合才能活，不符合這些頻率的器官都不會存活。不管是演化或是胚胎發育，一定要按這樣的規則，否則就不能生存。如果長了一個一點五倍頻率的器官，血就會打不進來，因爲心臟沒有產生一點五倍頻的能量。

我們是從這邊想通的。一定是一個頻率對應一個器官、一條經絡的關係，後來再用實驗證明，果然如此。換句話說，這個邏輯思考過程是倒過來的，先用純物理數學的角度來思考。因爲用數學與物理來看事情，一定是對的（雖然不一定會存在），沒有第二個可能。不過要找出哪一個頻率對應哪一條經絡的實際關係，就不是那麼容易，我們花了七、八年的時間。雖然每一個經絡都對應一個頻率，這從數學上就可以看到，但因爲這是生理現象，爲什麼肝就是對應一、腎要是二、脾要是三，並不容易理解。我們驗證的時候是很小心的，雖然《內經》上有記載，但是求證之前我們仍先抱持質疑的態度。但等求出結論之後，跟《內經》作一比較，才發現結果幾乎都相同，令人十分驚訝。剛好五臟都是低頻、六腑都是高頻。並且再去看那些臟器的大小也好像都是對的，至少前面五個臟都是對的。

丹田與精氣神

血管中血液壓力波中焦的管控點在勞宮，下焦的管控點在湧泉，上焦的管控點在人中。而全身之氣，則有不同，此氣爲運行全身腠理之氣。氣聚丹田，也就是所謂的下丹田、中丹田、上丹田，事實上就是下焦、中焦、上焦氣集中的地方。腳底的湧泉穴類似手的勞宮穴，重要性相同，也是所謂的四大急救穴。嘴唇上的人中也是救命穴。這些是調控點，是血管中血壓波的管控點。而氣聚的地方：上丹田、中丹田、下丹田，也就是印堂、膻中及丹田。丹田其實不是一個穴道。如果我們把身體看成一個橢圓球，中丹田、下丹田就是橢圓球的兩個焦點。這個焦點有什麼特色？假設有一個波從其中一個焦點打出來，例如聲波或是光線，就會再聚到另外一個焦點。心臟打出來的波由膻中穴產生，膻中打出來的波會聚在丹田，丹田打出來的波會聚在膻中。所謂心腎相交，就氣的角度來看，也有這個意思。所以從這裡你就會懂中醫說的，精要足的時候才有氣，氣要足了才有神，這就是中國人所說的精氣神。

因爲我們生殖器官的血都是從下丹田來的，精足的時候，要去生殖器官製造材料的下丹田的氣才夠，男生女生都一樣，只是男的比較嚴重，女的比較不嚴重。有人說男女相比，一個像跑百公尺，一個像跑十公尺。精不足的時候，下丹田的氣血就要打開，讓血流到生殖器官去製造新的材料（精），所以這時候中丹田（膻中）打出來的波，就無法在這裡聚集而反射，因爲血液流下去到生殖器官製造材料而用掉了，能量跑掉了。所以精不足的時候，中下丹田這兩個能量點就不能共振，所以精不足就傷氣。

至於氣到神，你仔細觀察，我們從頭到胸部沿著頭及脖子的形狀畫一個橢圓球的話，上丹田（印堂）、中丹田（膻中）又各是焦點。本來能量是上丹田、中丹田、下丹田這樣共振來共振去的，能量在三個焦點之間轉換來轉換去，不會走掉，可是你一旦有個開口讓能量跑掉了，能量沒辦法回來，無法運送到上丹田，你的神就沒了。精氣神是可以這樣解釋的。

同樣的，用腦的時候，本來到頭上的氣應該集中在上丹田的焦點，然後反射回到中丹田去。但是如果用腦過度，血就跑到腦子裡被用掉了，能量便不足以反射回到中丹田再與下丹田互相反射。所以有人說腦力跟性功能是互相排斥的，這邊用多了那邊就不行，根本道理是這樣而來的。一般來說，我們應該要用奇經八脈的邏輯來思考，因爲奇經八脈主要是走全身腠理的氣，不走經絡的。用這個邏輯來想的話，精氣神的意義就清清楚楚了。

雖說氣至則血至，但氣的焦點（丹田）跟血的控制點並不一樣。如前所述，手、脚、人中等動脈迴流圈的部份算是血的控制點，也是洩洪道（微循環結構及許多的A-V Shunt），但卻不是氣的焦點。因爲爲了不要讓末端的循環干擾到上面的通路，所以循環能量太高的時候就要把它瀉掉，而不是反射回去。這些部位若是能量太高，會干擾到心臟送血的功能，所以才演化成這樣的設計。圈圈的形成就是故意要讓兩端相碰，而沒有所謂的高點跟低點，不同的波可以在不同的地方高低點相碰。此外又有很多的微循環結構，把多餘的壓力波引進來然後消滅掉，如此便不會產生反射的現象。這是故意把反射消掉的，所以不能用共振焦點的角度來看。

脈診與病灶定位

（上、中、下）三焦的特有血管共振

上焦、中焦、下焦分別對應的是膽、肺、腎經的三個共振頻率，當我們在身體不同部位的血管上量共振頻率的時候，我們發現，只要在頭上的任何一條血管上量，第六諧波都會高起來；如果是在手上的血管上量，第四諧波都會高起來；而在腳上的血管上量，則第二諧波都會高起來。所以我們得到一個結論：所有到頭上的血管，共振頻率都是第六諧波，而它與經絡穴道的共振諧波是同時存在的。也就是每一條血管都有一個共振頻率，而穴道又是另外一個共振頻率（除了下焦腎經〔二〕、中焦肺經〔四〕、上焦膽經〔六〕的血管及穴道是相同的共振頻率）。所以在處理頭上的病的時候，這兩個頻率都要注意——要處理血管的頻率，同時也要處理穴道的頻率。

譬如說頭上的膀胱經受傷，我們在脈診上看到的是膽經、膀胱經都出問題了，此時就要同時用入膽經跟入膀胱經的藥。所以事實上我們是靠這個來判斷膀胱經的傷，問題是出在上焦、中焦還是下焦。同樣是膀胱經的問題，配合腎經出來，就知道是下焦的問題；跟著肺經出來，就知道是中焦膀胱經的問題；跟著第六諧波一起出來，就知道是上焦的問題。

這樣我們的診斷才會精確到四十四分之一。一個是血管的共振頻率，一個是穴道的共振頻率，這兩者會耦合在一起。

我們的器官是掛在血管上面的，然後它們互相共振才產生了眞正的共振頻率。到我們頭上去的這些血管，通通都是第六個諧波——剛好是膽經的共振頻率；到手上的通通跟第四諧波（也就是肺經）有關；到脚上去的通通都與第二諧波（也就是腎經）有關。所以我們可以確定上焦、中焦、下焦的血管頻率，只要是處理上焦的病一定要同時處理膽經，不管是上焦的大腸經、上焦的小腸經、上焦的三焦經，膽經一定要一併處理，否則這個病斷不了根。當然，除了上、中、下焦之外，還要同時治那一條受傷的經，這個病就會好的快，我們用藥的精確度才會到二十二分之一！否則只用一個入膀胱經的藥，上中下焦的膀胱經都去了，那藥效也不會太好。如果知道是上焦膀胱經受了傷，當然就開一個入上焦膀胱經的藥，讓藥的作用只在頭上膀胱經，而不會到脚跟肚子上去，讓藥效集中。這才叫做巡弋飛彈，而不是散彈打鳥。

以血管與經絡共振定位

至於如何知道問題是在上焦、中焦還是下焦，就要看脈了。假如病因是在上焦的膀胱經，那麼一定是第六、第七諧波同時出現問題；假如是中焦的膀胱經，一定是第四、第七諧波同時出現問題，一定是下焦的膀胱經。根據這個焦二、四、六本身的信號，再加上經絡的信號，我們不只知道是上焦、中焦還是下焦，還能知道是哪一個焦的哪一個位置受傷、生病。例如第六、第七諧波同時出現問題一定是上焦的膀胱經，因爲這種脈不可能是中焦、下焦的膀胱經。可是我們得確定是上焦的問題，還是膽經本身有問題，就像第四諧波，也要區別是肺本身的問題還是中焦的病。這需要認眞看一看脈，還要摸一摸，親自目視及觸診。因爲由脈判斷，可能會有兩、三個位置都有問題，只有親自檢視、觸診，才能確定哪個位置最嚴重、要優先處理，或是確定這兩、三個位置問題先後發生的關係。

第二、第四、第六諧波這三個頻率就是上中下焦血管的共振頻率。頭上血管的共振頻率是第六諧波，中焦的血管像是肝、脾等都是第四諧波。穴道的共振頻率還是被血管所影響。如果我們在頭上的血管上量頻率的話，只會量到第六諧波被加強，但是若在頭上三焦經的穴道上量的話，就會量到第六諧波跟第九諧波被加強，因爲血管振動比較大、穴道（微血管網）振動比較小。所以治病的時候一定要考慮上、中、下焦，第六諧波在頭上的每一個共振頻率中都有貢獻，頭上每個穴道都有第六諧波，連第五諧波的胃經共振頻率，都受到第六諧波的影響。所以治青春痘的時候，要第六諧波跟第五諧波一起治，臉上的青春痘才會好。事實上青春痘是因爲臉上的循環不好，已有了細菌，再吃些花生等食物，等於是催化它。所以根本上是血循環不良，所以細菌繁殖。西醫給的消炎藥或是要患者把臉洗乾淨等，都不是最根本的方法；一定要先把循環弄好，這時候再稍微把臉洗乾淨就會好了。

脈診能量、結構與缺氧指標的互動

如果說左手第六跟第七諧波中的能量有一些負，或是血分那列有些負，或是缺氧指標那排的數目很大——大概大到百分比十幾以上，反正超過五個百分比就要稍微注意一下，高頻的到了十幾個百分比的話，就要認眞看一看了。低頻的話像是肝的缺氧指標到三，就要注意了。因爲高頻的能量低，所以誤差會比較大，低頻能量高誤差會很小，稍微大一點就要認眞看了。缺氧指標到三就要注意，這時候身體已經有點感覺。低頻的能量很大，變化比例上應該很小很小。表上的N代表是正常的意思，缺氧指標是百分比，有的病人嚴重的還有到百分之百以上的。

當脈診中的某條經絡能量變成正的、缺氧指標也很大的時候，就代表身體知道局部缺氧了，正在補救當中。腎經的話，缺氧指標若是到四以上就要注意了。這時候代表腎功能開始有一點問題，但是身體知道要去補救、增加支援，好像九二一大地震後，政府知道要撥款去災區。這時候能量變正了，表示錢已經撥去了。身體開始自我修補，這時就不要去干擾它，自己很快會好。如果能量變成負的，表示身上已經不反應了，好比地方需要很多錢，中央卻給不出。通常我們要注意有沒有受傷，因爲光靠身體自己的血液去衝，可能不夠而沒有辦法打通，即使整個腎臟的血去衝，也沒有辦法達到零點一或是零點二瓦。心臟已經在供血，但是能夠增加循環的部份很有限，所以要特別注意有沒有受傷。

學中醫是很困難的，沒有半調子。學會了，大概所有的病都能治個七、八成，再厲害一點，所有的病能治個八、九成。所以不容易學也在這裡。不像西醫可能只看個肝，其他的不需要會。中醫沒辦法，不懂就全不懂，要會就全部會，沒有一半的。

由脈診辨別外傷與姿態不正的要訣

只要看到病人的脈左右不對稱，第一個要想到的就是受傷。這一點非常重要。因爲我們的身體在正常的狀態下一定是對稱的，不會一邊高一邊低，或是一邊多一邊少。譬如說左邊是第六、第七諧波缺氧，右邊是第四、第五諧波能量負，第一個就要猜左邊上焦的膀胱經受傷，右邊可能胸口（中焦）的胃經受傷。我們從右邊胸口去找，一下子就會找到了。對病患說右邊胸口可能有一個傷，幫他揉揉，有可能他就開始痛起來了，然後才想起小時候好像曾經跌倒過。事實上除了外感及環境造成的原因之外，我們身體不好主要就是兩個原因：第一個是受傷，第二個是姿勢不良。一般來說，假如沒有外傷、沒有姿勢不好，濾過性病毒等都是過客。一定是自己本身已經先有了問題——外傷或是姿勢不好，身上已有個環境不健康的梁山泊了，所以這些細菌、濾過性病毒等外來物來了以後，就在身上常駐。這時候只要稍微累一點、虛一點，病就發作了。大部份的病都是這樣發生的。所以治療的時候，要特別注意這兩個問題。受了傷，要矯正過來；姿勢不良，也要糾正過來。治病要治本。肝病、腎病、高血壓、糖尿病，都是這些原因。只要知道這兩個原則，當然可以用藥、可以用物理治療、可以用針灸，但是主要原則就這兩個。

缺氧與預防治療

由局部乳酸值檢測來偵測癌症與糖尿病

癌症發作的主因也可能是因爲缺氧，由肺功能的指標就可看到初期缺氧情形，但是我們目前不知道它是不是一定會導致癌症。我們曾試著去找出直接關係，但是還看不到。癌症會進一步表現在血分，但是現在血分有病的人很多，卻不一定是癌症。癌症病人通常第三、第六、第九諧波的血分常有負，但是第三、第六、第九諧波血份有負的病人太多了，尤其是超過五十歲的更年期婦女，幾乎三分之一有這樣的脈。

脈診儀無法直接診斷出癌症，所以我們現在要開發另外一種儀器，是測試身體上各點（穴道）的酸度的，希望可以幫助診斷癌症。爲什麼是酸度的測試？因爲循環不好的話乳酸一定會上升，而癌症病人——尤其是早期的，會在局部或某一個經絡出現很高的乳酸值。如果你是念生化的，應該記得五〇年代的時候，有位大師說過：癌症發生的局部一定有無氧代謝葡萄糖（Glycolysis），因而必定會產生大量乳酸，而造成酸度增加。但是爲什麼到了現在這種機器還未能問世呢？因爲我們只會量血裡面的乳酸，還不會量人體局部的乳酸。而且所謂的局部是很小的範圍，這種機器到現在還沒有人做出來。

我們剛運動完的時候，乳酸濃度很高，這是正常的。但是如果沒有運動也很高，像是在在小腸經的乳酸值很高，而在肺經量到的卻是正常，這小腸經內就有癌症的可能了。

生物能的量測很早就被用來量癌症、糖尿病等。只是這些量測的精密度不夠，再現性也不好。其實用生物能來量糖尿病也是有邏輯的。我們現在知道糖尿病的病人血裡面的乳酸很高，可是體液裡的乳酸濃度可能很低。這已經有人提出報告了，只是還沒有嚴格證明。糖尿病的病人沒辦法用糖，但是可以用乳酸。因爲乳酸進入細胞不需要胰島素，它是利用主動運輸的方式。所以所有血糖高的病人其血裡的乳酸一定很高，但是組織裡乳酸卻很低，因爲乳酸被他的細胞拿去用了，他把乳酸運到細胞裡，兩個乳酸又可以組合成一個葡萄糖，就再回頭去參加葡萄糖代謝。所以如果能夠局部地測出人體生化代謝濃度，對於提早診病是很有幫助的。現在幾乎沒有機器能測量局部的物質，只能抽血出來再用機器測量。其他如肝指數等也都是全身的。那麼對局部能有什麼辦法？我們在血液中看到的幾乎都是內臟的整體代謝產物，譬如說看到糖尿病病人血中的乳酸濃度上升，這些血中的乳酸濃度之所以上升事實上是肝臟影響的。我們現代醫學所使用的方式，能看到的東西不多，譬如說現在查血糖時，還是要把血抽出來，局部能做的檢查非常有限。

脈診儀雖然無法診斷出癌症等疾病，但還是可以做預防。我們由觀察病人得知，惡性腫瘤的病人在發生腫瘤之前，都先是肺功能不好、缺氧，直到第三、第六、第九諧波相位血分不好，就是開始一步步惡化，進而產生腫瘤。所以，如果肺功能很好，而第三、第六、第九諧波也沒有瘀的話，就可以確定沒有腫瘤。但是反過來不能說肺功能不好、而第三、第六、第九諧波有瘀，就一定有腫瘤，只能說癌症病人大多有這個現象，這是必要條件而不是充分條件。總之，我們平時就要記住，要多保養自己的肺，同時也不要讓第三、第六、第九諧波產生負能量；尤其不要在脾、肺經血分有瘀，只要保護脾、肺經（脾統血、肺主氣），就能預防癌症。

由補脾化瘀改善更年期障礙與過敏

所有更年期障礙的人第三、第六、第九諧波能量大多有負，所以在治療的時候要記得把瘀化掉。這也是為什麼大家都說逍遙散、加味逍遙散很好的原因，這些藥的作用就是化瘀，這個邏輯很清楚。但是為什麼更年期的人會有更年期障礙？這主要是因為女性賀爾蒙不足。事實上動情素對血液循環的活血化瘀比阿斯匹靈還好，對血管軟化也有效。美國最近花了很多錢開發好幾種新藥，結果發現藥使用到身體後都變成了動情素。爲什麼？這些藥已經開發到最後臨床測試的階段了，花了幾億美金最後卻以失敗收場。吃下去以後變成動情素的藥，看來可以治很多病，但是還不如乾脆吃動情素。女性賀爾蒙是非常好的活血化瘀的藥，更年期障礙就是因爲女性賀爾蒙不夠，血就瘀了。我們由第三、第六、第九諧波就可以看到這個現象。西醫治療更年期障礙最簡單的方法是讓病人吃動情素，但是中醫就會開補脾化瘀的藥，其實邏輯是一樣的，只是中醫的副作用比較少。像一些女性生殖器官的腫瘤，吃加味逍遙散、逍遙散就能夠抑制癌症的惡化，因爲脾強的話，免疫能力就會加強。所以對婦女來說，吃逍遙散、加味逍遙散不僅有預防癌症的作用，還能順利地渡過更年期。如果一直用動情素來維持循環，因而身體其他的器官，如子宮、卵巢、乳房等都不能順利地退休，豈不累人。基本的邏輯很淸楚，補脾化瘀的藥有改善血循環、增進免疫力的功效，不只可治療更年期障礙，也可預防癌症。但是如逍遙散之類的，並不是那麼強的藥，如果眞得了癌症，就必須開更強的藥，才能維持生命。

過敏體質一般來說都是第三、第六、第九諧波有問題，很正的也過敏、很負的也會過敏，都是過敏體質。但是第三、第六、第九諧波很正的這種過敏體質，比較不好醫，很負的過敏體質比較好醫。第三、第六、第九諧波很正的代表免疫力太強，隨便一個刺激發生，都會過度反應。但爲什麼第三、第六、第九諧波能量負的比較容易醫呢？因爲這些患者的免疫能力較差，而中藥裡面補脾的藥特別多，中藥書籍裡面提到補肝、補腎的藥多是補脾，所以只要開對藥，第三、第六、第九諧波能量負的過敏體質就可以改善。但是能量正的就不行，正的就一定要補腎。但是補腎本身就難，而且補腎的那些藥效果緩慢，所以比較難治。

通常自體免疫的病人第三、第六、第九諧波都是正，所以很不好醫，這時就要用補腎的藥。假如補腎的藥開的對、而且維持得很好，就不會發作，不過沒辦法根治。中醫似乎也沒辦法根治紅班性狼瘡症這種疾病，只能像治療癌症一樣將狀況維持住。不過只要患者身體一虛、生活一不規律，就很容易發作。紅班性狼瘡表面上是免疫力太強，不過換個角度來看，其實是抗體辨別力太差。自體免疫是把自己的組織當作細菌在吃，所以才叫自體免疫，由循環來治是困難的。

經絡循環間血液循環互補造成虛火

能量上升跟缺氧指標上升，兩者的意思不一樣。通常缺氧指標上升代表局部正在缺氧，但是能量變正了，代表身體自己在治療，這種八成是受傷，所以要去找出傷處。如果能量已經變成負的，更要觀察有沒有受傷，但是最好能同時用藥。

至於血分結構方面，有的會反映出來、有的沒有，要看那個傷的實際情形。血分很少有正的，其他在能量上有正，大多是中醫所謂的虛火。舉例來說，假如我頭上的膽經傷了，通常胃火就會上來。爲什麼？很明顯的，本來膽經是供應頭上大部份的循環，現在膽經受傷了，頭上側面的供血不足，只好增加頭部前面的胃經供血部份代償，這種就叫做虛火。這並不是胃經的問題而是膽經的問題，身體利用胃經來補救膽經，所以胃經就上火了。像高血壓什麼的都是這類虛火上升，最後沒辦法連肝火都起來了。這時候不能去降這個火，而要去補虛化瘀，但是你得知道虛在哪裡，因爲這種虛火是因爲有一個地方壞了，身體要去補救而產生的。虛火的時候不能清火。臨床上膽經有問題多是胃經來代償，肝經代償是很嚴重的狀況下才會發生的，譬如說膽經也堵了、胃經又堵了，這時候肝經就升起來了。

通常膽經一堵，第一個一定是胃經、膀胱經先升起來，這樣通常就撐住了。但是假如胃經再有一點問題的話，肝火就會起來。因爲其他經絡，如大腸經、小腸經的能量比例都太小，只能靠肝經，因爲肝的能量最大。肝的能量振幅單位是八十幾，所以肝只要加個百分之五，就等於大腸經所有的能量了。大腸經的能量振幅大概是四，三焦大概是三、小腸經大概是二、脾大概是四十五左右、腎大概是六十幾，總能加起來的振幅以一百爲基礎，如此我們便曉得各種經絡間能量振幅的比例關係了。老鼠的經絡能量比例跟人不完全一樣，但不會相差太遠，所以老鼠的也可以當作參考。從我們所附的表（見表五）上可以看

表五：一個正常人脈相中各諧波的能量振幅分佈比率關係，以總合振幅爲100%爲比較基礎。

諧波	振　幅	振　幅　比
0	3374.976	100.000
1	2708.758	80.38841
2	1794.550	53.67083
3	1358.582	41.03000
4	748.4352	22.52001
5	573.4692	17.64398
6	412.6958	12.48220
7	230.9098	6.949338
8	131.7607	3.963352
9	85.88939	2.626356
10	59.40048	1.791302
11	39.43008	1.183306
12	27.08938	0.811512

到，越高頻的部份能量比例就越小，假如肝增加百分之五，那就是增加總能量的百分之三到百分之四了，比第八諧波的總量還多。所以肝經的影響很大。故肝火上升一點點，頭上的整個循環就都夠了。像膽經的能量也是很少，我們的肝火上升六、七個百分比的話，就快等於膽經的總能量了。肝經雖然沒有往頭上走，但是有絡到百會穴，是供血給延腦等最重要的部位，肝經能量上升就能維持頭部的供血了。

失眠與腦缺氧

我們說過失眠也是因爲腦部的循環不足，但是很多病人都睡不好，至少有兩個可能的原因：一個是膽經的問題，一個是心肺功能不好。如果心肺功能不好，全身常常在缺氧的狀態，所以腦部也會缺氧，這種病人很多，比膽經不好的病人還多，而且比較難治，因爲要補回心肺功能並不容易。有些病人小時候摔過，脊椎歪掉壓到心肺，所以心肺功能不好，晚上不好睡，尤其是冬天更爲嚴重。如果脊椎歪了幾十年一定要慢慢矯正過來，否則一到氧含量低的地方就會受不了，到了氧氣不夠的地方就會睡不著，因爲睡著時呼吸的量較淺，氧氣交換更差，腦缺氧到受不了，就不讓你睡沈了。

復健與運動生理學

脖子與脊椎復健

我們的脊柱不但會左右彎，還會前後彎，對於神經傳導以及動脈弓傳下去的共振，全部都有不得了的影響。而且脊椎旁邊是什麼器官的兪穴，就會影響什麼器官，因爲各個兪穴下面就是掌控器官血流的神經節。這種病滿難治的，不要想能在三、五天內把他治好，但是從這裡下手就能讓病人越來越好。我比較贊成用復健的方式，讓病人的脊椎變健壯，然後慢慢推回原位，而不要一下子就用太激烈的方式。老年人的話更難，恢復的比較慢，就要用更溫和的方式復健。此外，還是可以讓他做些運動。治病最好不要等到很嚴重才治，尤其是自己的親人，或是常常來給醫生看的病人，為什麼要等到那麼嚴重才治呢？等治不回來了才開始，等於是自找麻煩。最好治的是剛剛受傷、還在高血壓或缺氧期的時候，一下子就治好了。

復健脊椎不要做太激烈的動作，平時可以常常左右晃，還有一些功法像是龍遊功等諸如此類專門動脊椎骨的。基本的邏輯就是想要血循環進來，最簡單的方法就是在局部製造一個有點像心臟的結構，讓它一鬆一緊、一鬆一緊，而且這個一鬆一緊的動作最好能配合心跳，那麼血就會進來。血液本來就是被壓力壓進來的，所以我們在局部配合一個一鬆一緊、一鬆一緊的動作，在局部製造一個會吸的幫浦，血本來不到這裡來，現在就會硬被吸進來，就達到改善循環的目的了。這是基本原則，但是運用之妙，存乎一心。脖子歪了，就要常運動脖子；脊椎左右歪了就左右動。人的脊椎大概都會有點歪，尤其有些女孩子為了裝作嫵媚可愛的樣子喜歡歪脖子，對脊椎很不好。有這種習慣性動作的女生若求診說渾身不舒服，你可以告訴她不要歪脖子就好了。脖子是最容易壞的部位，因為其他部位的脊椎骨肌肉都是橫向拉的，而脖子的肌肉是直的拉，經絡多，而且是入口的地方，跟外面接觸的機會多。所謂的脊椎骨最容易病，就是指脖子。

命門與腰椎復健

其實腰椎也容易出問題。因爲很多人命門不夠鬆，這也是大多數病患下背痛的原因。因爲命門與腎有關，會反應到冠狀動脈的循環，所以命門不鬆、心腎不交，心臟就比較容易超載而缺氧，然後命門就越不鬆。兩者一直惡性循環就會產生下背痛，甚至更嚴重的病。

命門在肚臍眼正後方，一般來說下背痛也多在那個位置。其實人最容易出問題的部位就是頸椎，再來是腰椎。平常我們要瞭解自己的命門鬆不鬆，要先用一隻手去摸自己的命門，坐正之後摸起來軟軟的、滿有彈性的就很好。若是一摸就摸到骨頭，一節一節都摸得到的，就是不夠鬆，久而久之就會傷及心臟，然後就很容易背痛、下背痛。所以平常病人一抱怨下背痛，馬上摸摸他的命門，就知道大概是這個原因。

命門應該是身體坐挺時摸不到骨頭才好，命門摸得到骨頭就是不對。這點在保健上至爲重要。坐的時候不要特別靠東西，命門就會自己鬆了。不靠東西，命門處若要平衡，坐姿就會自動地調整而轉動。你往後面用力一靠，命門就突出來了。坐姿的問題是很多人所忽略的，但影響眞的很大。有一些醫生雖然醫術很好，但自己坐姿都不對，造成自己都不健康了，怎麼有說服力？

命門這個位置，中醫會叫它命門，是因爲其直接跟腎及冠狀動脈有關，這個我們觀察得到，但是並不確切知道爲什麼。我們看到好幾個病人，心臟莫名其妙地衰竭，後來檢查都是命門受傷。所以一個人的心臟要健康，除了心肺部位的放鬆之外，命門是個最重要的觀察點。通常你腰酸背痛的時候，命門不鬆，背後的脊椎骨就吃力了，因爲它不在一條線上，而且這會影響心臟，所以很容易就下背痛。日本人跪坐有優點也有缺點，優點是跪坐的話背會打得很直，命門也會鬆，缺點是腿部循環被壓到，下肢發育會受影響。所以過去日本人的小腿比較腫大而且平均又長不高，可能就是這個原因。

站樁補腎與霸王舉鼎

要讓命門鬆有一個最簡單的方法，就是你面對牆半蹲站好，胸口盡量去靠牆，這樣又鬆命門又補腎。其實腎虛的人叫他一天好好站三次，補腎的效果是什麼補腎藥都比不上的，問題是要有耐心。這在國術裡面是基本功，就是站樁，最重要的部份是下盤，而且這個功夫非常補。我們做過實驗，站樁過後去量脈，腎就補起來了，命門鬆、心肺也開了。腳在用力，所以氣血都往下，腎就自然補起來了。這個動作不用花錢也不用吃藥，而且又沒有副作用。不過如果是老人家的話，當然還是給他補腎的藥比較方便，叫他們作這個動作，可能受不了。腎一補起來，心腎一交，全身的循環量都會增加。

另有一個動作叫做「霸王舉鼎」，是把膀胱經的氣拉下來，所以第七諧波能量會掉下來，也會把頭上的血拉掉，但是上述站樁動作就沒有這個副作用。霸王舉鼎適合第二諧波很負、第七諧波很正的人，這種人通常有點走火入魔，欲望很強但不能控制。一般來說第二諧波是陰的，而第七諧波是高頻，高頻掌管情緒欲望，所以一個是腎陽、一個是腎陰，所以假如第七諧波很強的話欲望會很高。平常我們剛感冒的時候，常會有這樣的現象，這時候最麻煩，因爲此時的第四、第七諧波正是假的、虛的，假如再用掉能量的話病會更重，至少多躺三天。你下次感冒時感覺看看。第七諧波很正的人容易有這個問題，這種就是陰虛火旺，越陰虛火旺就需求越多，需求越多就越陰虛火旺，《紅樓夢》裡面一大堆這種病人。

運動時心跳加速的原因與極限

爲什麼人在運動的時候心跳會變得比較快？心跳變快的話，不是沒有辦法跟器官互相配合共振了嗎？你仔細看一下，我們內臟的彈性係數不是線性的，都是往上翻揚的，壓力越大的時候內臟血管越硬。所以當你一運動，心跳就會變快，心跳變快的同時，血壓就會上升，器官就會變得比較緊，自然頻率就會變高，因此這個時候還是能配合共振。但是我們運動到心跳爲原來的二點五倍的時候，大概就是極限了，再上去就會有生命危險。二點五倍是什麼意思？這就是說你的心跳因爲血壓上升而增加了零點五倍的那部份。因爲倍頻增加的是那個兩倍的部份。那個二點五倍事實上是血壓升起來後腎臟的共振頻。所以這個時候比較接近是第二諧波、第四諧波、第六諧波有血，第一、第三、第五諧波沒有血。這個時候你的手、脚、頭都有血，可是吃下去的東西都酸了，因爲胃中沒有血了。所以長時間的激烈運動，常常會有嘔吐的現象，因爲胃裡面的東西發酵了，沒有血進去，細菌生長快發酵也快。這樣去思考運動生理學就比較容易理解。

就人類來說，練氣練得很好的人心跳會稍微快，現代田徑運動員則心跳會稍微慢。一般來說，運動員的平均壽命比一般人稍短，尤其是很好的運動員平均壽命都很短。包括花蝴蝶、阿里在內的很多奧運金牌得主，平均壽命都不到六十歲。他們的心跳每分鐘平均比正常人低十次——約六十到六十五左右，一般人是七十到七十五。練功的人則大概是七十五到八十五左右（這是指練對功的人）。

這個道理大概是這樣的：我們的身體中每一個器官有一個共振頻率，但是我們的肌肉是以多大塊面積當作一個共振單位，則是每一個人不一樣的。練功的人最重要的一件事就是要放鬆，放鬆之後，共振單位才會變得比較小——血流不會在某些大塊肌肉內。站在心臟的立場來看，就好比小動物的心跳要快，越大的動物心跳越慢。如果身體放鬆，共振單位會變得比較小，心跳就像小動物一樣變成比較快。身體放鬆的狀態對健康是比較好的，比較不容易老化而長壽。但是我們在做長跑、短跑這類運動的時候，身上的肌肉會變成整塊在協調，所以就變成很大的一個共振單位，這時候心跳就會變慢，對身體來說是比較不放鬆的狀態，換句話說就是比較緊，容易短命。當然，並不是所有的運動員都短命，打網球和游泳就對健康很好。

胎教與電磁場的影響

婦女懷孕時，常被要求心平氣和，多聽古典音樂，多想快樂的事情……等等，以求生出健康快樂的嬰兒，這其中的道理又是什麼？

胎兒的循環系統是獨立於母親的循環之外的，胎兒只容許營養等小分子通過而已。血液的壓力波是無法直接由此過去的。但是母親心跳的壓力波能夠經過羊水包而傳到嬰兒的體內，這種水包的結構是血液壓力波在血管之外的最佳傳導途徑，因而母親與胎兒的心跳有相輔相成的效果。母親的心跳與胎兒的心跳如有整數倍的關係，則可互相加強，進而互相幫助。如果母親心跳忽快忽慢，胎兒的心臟必定受到不良的影響，因而無法好好控制自身的血液分配，影響胎兒自身的發育。

由此看來，胎兒的發育除了受母親吸食煙、酒、毒品等可以通過胎盤的小分子影響之外，母親心跳的平穩、安寧，也是促進小生命健全生長的絕佳助力。這或許就是胎教的效果吧！而母親隨著春脈弦、夏脈洪、秋脈毛、冬脈石的變化，也可能對胎兒的個性、體能有些影響，這與生辰八字又有些關係了。

這個想法一直在我心中盤桓很久。後來看到一篇介紹性文章，嬰兒的出生是母親與嬰兒共同的努力，但是決定嬰兒出生的第一道指令是由嬰兒發出的。所以出生的日子與時間與嬰兒本身的生物週期有關，也就是與嬰兒的性向有關。因而更讓我相信生辰八字與人的性向，還是有關連性的。由此推論，選擇時辰來剖腹生產或是因難產而久久生不下來的嬰兒，其生辰八字就比較沒有參考價值了。

電磁場如何影響人體與個性

練功與看風水的人，經常強調磁場的重要性。事實上我們的身體會受到電場跟磁場的影響，但是電場不會滲透、穿過我們的身體，主要會穿過去的是磁場，但是穩定的磁場本身不會作用，變化的磁場才會影響身體。真正會對身體產生作用的還是電場，而且是從磁場之變化產生的電場。所以穩定的磁場其實對身體沒有什麼影響，有影響的是變化的磁場產生的電場的作用。假如你熟悉電場與磁場之間互相連動的馬克斯威耳方程式（Maxwell Equation），就會知道變化的磁場所產生的電場一定跟磁場是垂直的，所以這時候變化的磁場所產生的電場會在細胞膜跟酵素的活性中心的位置，因而會對身體產生非常非常大的影響。我們做過實驗，差不多 0.1mV 電壓感應出來的電流強度對身體就有影響，雖然它比溫度的能量還少一百到一千倍。

這對我們的身體會有什麼影響？我們現在說磁場，但事實上並不是眞的磁場的影響。因爲地球的磁場跟外太空外圍的離子層，有點像是電磁鐵的線圈及鐵心，一樣是陰跟陽的兩面——就是因爲有地球磁場，所以才有外面的電離層；因而電離層所有的變化都會造成地磁的干擾，這兩者是不能分開的。現在有人說我們會受到地磁的影響，事實上主要是電離層的影響，因爲電離層有一個大概在九個赫茲左右的共振頻率，叫做舒曼波（由一位名叫舒曼的人發現，是以地球當成天線的共振波），它所造成的磁場變化會影響人體。

算命時所說的不同的命宮、不同的星座，事實上就是太陽系在宇宙不同位置的時候，人體接受到不同的電磁場干擾地球的舒曼波的共振，所以在不同時辰出生的人或不同星座的人基本個性就會有些不一樣。現在這類研究累積的資料和對象已經遠遠超越偶然發生的機率；所以有些星座的人就是特別適合管理、有些人特別適合做生意，這些相關性在統計上都是有意義的，並不完全是偶然發生的，人的個性可能眞的受到出生時的共振頻率的影響。

我們的脈可能並不會受到直接的影響，因爲這種電磁波比較可能是經過細胞膜的接受體或是酵素的活化中心的位置去作用，因此影響的層次不一樣。譬如說因爲你的某種酵素突然間變得比較活化，或者是某種神經傳導物質效率變得比較高，因而情緒比較高或是比較低——影響的作用是在這裡，跟脈比較沒有直接關係。目前還沒有儀器可以測出這種電磁。有關電磁場干擾的研究我也做過一段時間，發現像免疫等能力還是會受到影響，還有剛剛提過的對酵素活性的影響。對電磁波的隔絕其實很容易，只要掛個銅網就行了，電場最容易擋，住家的鐵窗也就可以擋掉了，拉個大鐵窗就有這個效果。電場我們比較不怕，怕的是變化的磁場。事實上高壓電也會產生一些磁場，但是高壓電放出來的主要是電場。如果是電場變化所產生的磁場，我們把電場擋住了，磁場也過不來。平常爲什麼這種地磁影響比較深遠？因爲地磁跟電離層是一體的兩面，所以很難擋住它，高壓電比較容易擋住。

我們一般常用的家電用品，像是手機等的高頻電磁波，基本上是不會影響人體的，因爲頻率很高，它所用的基本頻不變。但是因爲要傳信息，所以要調變，假如手機的調變頻率是在八、九赫茲左右，對人體就會有影響。不過現在手機的基本頻率大概都在十的八次方以上，這種頻率對身體大概只有加熱的效果。但是還有一個問題，調頻之後可能會產生另外一個頻帶。練功及看風水的人一直在強調這個，應該是有邏輯的，變化的磁場對身體可能眞的有很大的影響。所以一般來說，建議練功的時間，都是磁場最穩定的時候。

最後讓我們以一幅相對應於前言漫畫（圖一）的另一幅漫畫（圖十三）來結束本書，相信讀者都樂意進一步的爲結合中西醫的知識經濟「好好的再思索」!!

閃
現在這路燈修好了，這回可找到你的鑰匙了吧？
沒錯，就在這一堆之中，不過因爲我掉了太久，已經忘記它長得什麼樣子，要好好回想一下！

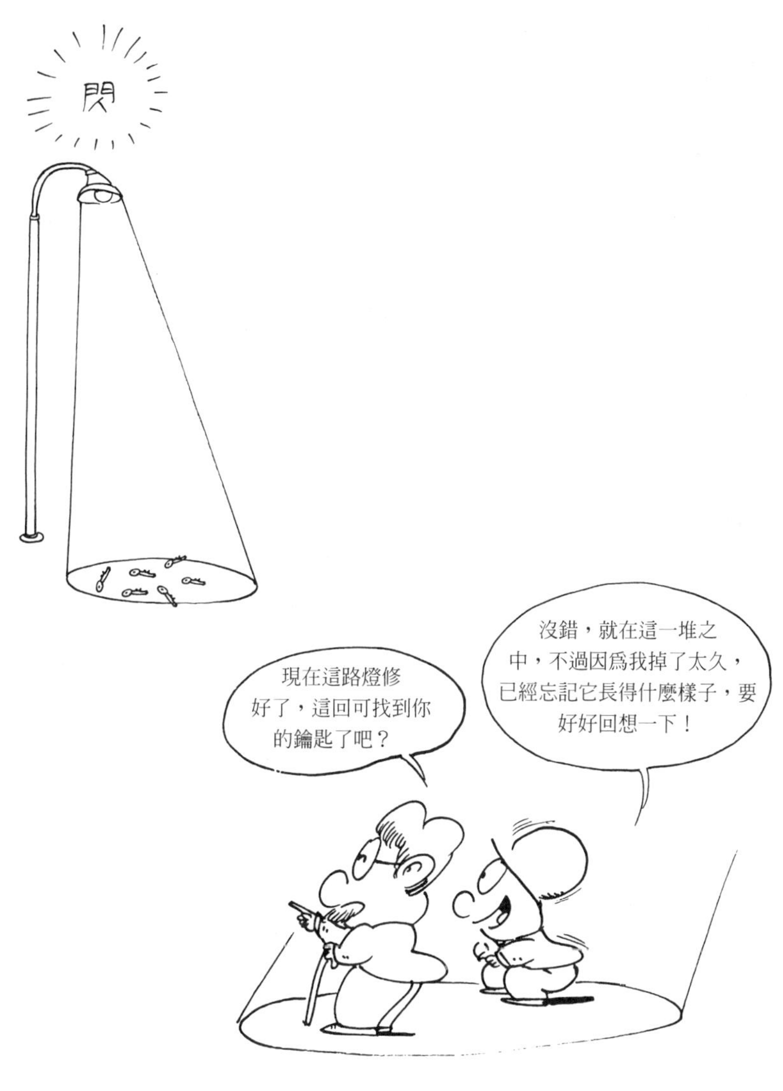

蔡志忠繪圖

圖十三：共振循環的生理學理論，提供了全新的視野與工具（燈光），不過因為世人對傳統中醫知識與生活文化（鑰匙）的荒廢，就好比這漫畫中找鑰匙的先生，「要好好回想一下」，才有下一波生命科學知識經濟的誕生。

編後記

麻省理工學院工程博士 樓宇偉

十五年前，我在波士頓與幾位哈佛／MIT的同好共同籌組了一個社團，研討當時大陸氣功熱與「中西生物科技」的相關議題，並於回國參加國建會的研討會時，得知國內也有一批由國科會支助的氣功研究團體，因而得以認識王唯工教授。

隨後因爲回國服務於科技產業，而進一步對於王教授的理論、實驗與其創新的潛力有所瞭解。他所提出的共振理論觀點是我在過去二十年所收集到的各國資料中，最符合傳統中醫核心思想的，並且能夠以現代科學方法公式化、數量化與網絡化，這是以往單純以傳統西方化學、生物、電學系統觀點去研究中醫，所未達到的境界。因此在王教授告知我他有一份爲了訓練醫生使用脈診儀的講稿可以改寫成書時，我自然非常興奮，並自告奮勇地接下了整編、潤飾與畫插圖草稿的任務！

不過因爲這本書橫跨了物理、流體力學、生理、生物、中醫與氣功……等多重領域，光是名詞與專門術語就足以令人頭昏，好比一本書同時使用三種語言書寫，著實需要一些時間消化與吸收，以便轉化成一般人也能瞭解的科普性文字與結構。為此我還必須回去翻出大學課本、增購醫學參考書，同時上夜校學習中醫，才能夠勉強勝任。不過如果因為這麼說使你聯想到好像要同時學習多種語文的艱難與夢魘，我會建議你不妨放經鬆，按自己的背景與速度欣賞這一本很多方面都堪稱第一的突破性著作。不久，你會發現，更適合的比方可能像是去菜市場買菜，不知不覺地學到了國、台、客家三種語言一樣。因為我們根本就是在同時使用中、西醫與科技語言的環境中自然長大的，只是王教授把我們未曾注意到的共通性以創新的觀念結合在一起，重新指出生命科技再出發的視野與新方向。這就好比世界上沒有比登上聖母峰與探索原始森林，更令探險家醉心的事業。我們正好可以經由本書，身歷其境地走在未來生命科技的前端，與科技工作者同步開創與見證全新的世界！

今年（二〇〇二年）七月初，正當我們為最後的出版細節作準備的時候，中研院也召開了本年度的院士會議。其間十二位美國地區為主的院士提案，主張將中醫藥課程納入國內主流的醫學，作為學生的必修課，以順應歐美醫療教育的新世界潮流。但是最後因為一些保守人士的反對而沒有通過。這不禁讓我再次想起民國二十多年時，由以日本回國的醫學生為主的團體曾經建議南京國民政府廢除中醫，學習日本明治維新，全力將醫療體制西醫化。這其間所產生的東西文化潮流的改變，與對歷史事件的反諷，不也具體而微地表現在中國因西潮而影響的各個社會層面？中醫的式微與生機，正代表著國人對於自身文化的缺乏認識與眞金不怕火煉。在這潮流改變與集體學習的過程裡，我們經常見到部份國人鼓吹將中國儒釋道文化的瑰寶與垃圾一起清除，正符合了西諺：「將嬰兒與洗澡水一起倒掉」的荒謬場景。往往要等到外國人都看不去下而開始阻止或重視時，這些保守人士才不甘願的抽手。而中醫藥正是一塊需要發掘與重生的國寶，王教授的「氣」話（共振理論）適時與適切地提供了一個分辨與焠煉的科學工具。

爲本書寫序的前台大教務長李嗣涔教授與著作極多的台灣名中醫馬光亞先生，分別代表了兩個不同的領域；前者是特異功能研究者，是思路開放、勇於突破迷信、傳統的代表，後者則是臨床經驗豐富，至今無人能出其右，代表中醫辨證與四診手法的極至。此外，身兼美國國家科學院、工程學院、醫學院院士，同時也是中研院院士的馮元楨先生，也就自己的專業領域對本書表達支持與提攜之意。

廿一世紀伊始，在台灣這個中西文化薈萃的地方，思想開放、活力旺盛，正適合蘊育新思潮與新典範。就讓我們細細領會這曲將要對未來生命科技產生重大影響的新樂章。

九十一年八月十八日於舊金山／柏克萊

延伸閱讀

Yuh-Ying Lin Wang, Tse-Lin Hsu, Ming-Yie Jan and Wei-Kung Wang, "Review: Theory and Applications of the Harmonic Analysis of Arterial Pressure Pulse Waves," *Journal of Medical and Biological Engineerings*, 30(3): 125-131, 2010.

下載網址

http://jmbe.bme.ncku.edu.tw/index.php/bme/issue/current.

附錄：十二經絡圖（明張介賓《類經圖翼》）

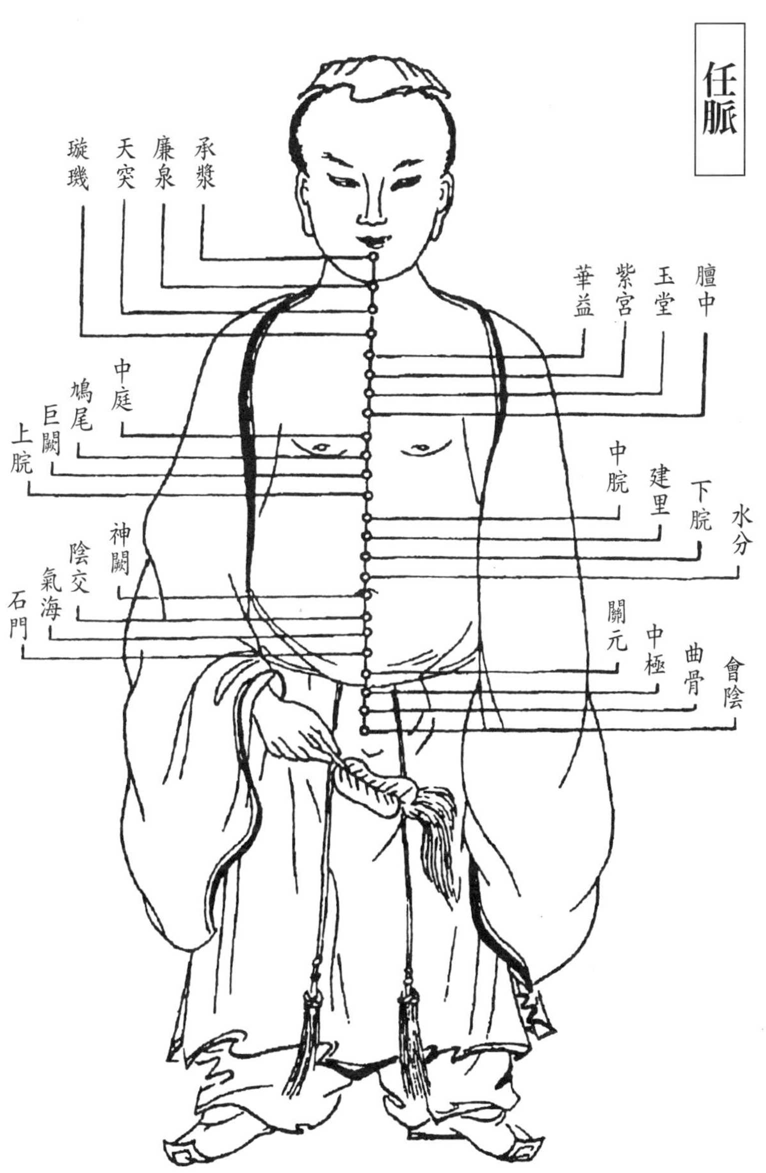

督脈

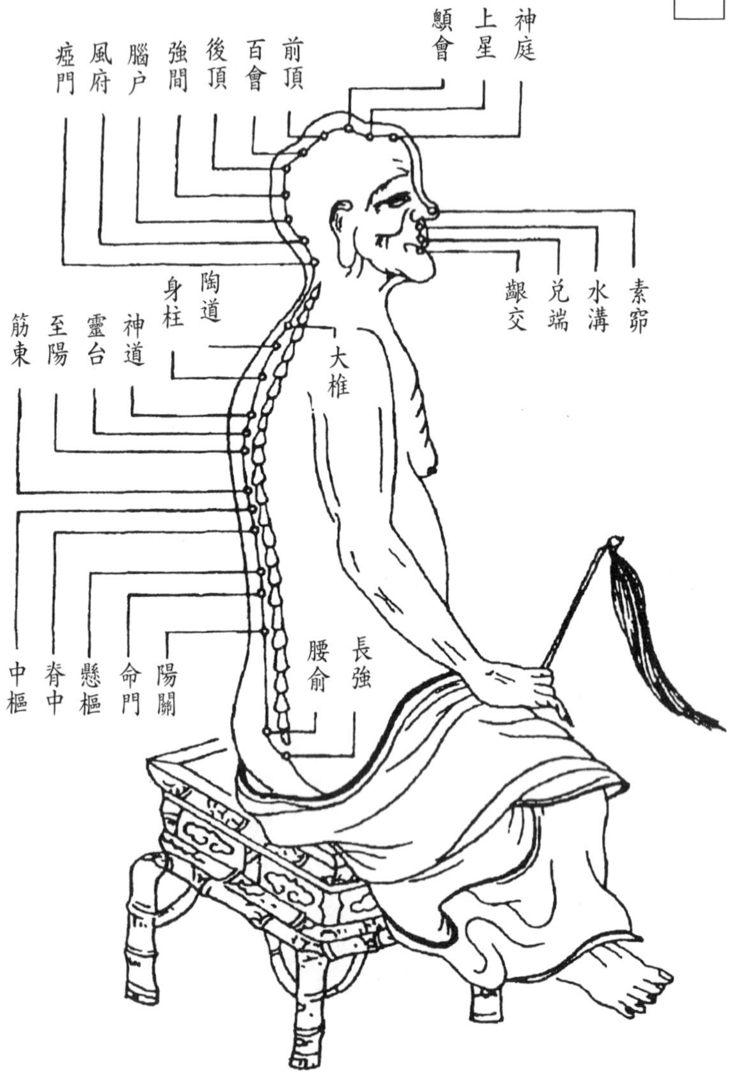
神庭
上星
顖會
前頂
百會
後頂
強間
腦户
風府
瘂門
素窌
水溝
兌端
齦交
陶道
身柱
大椎
神道
靈台
至陽
筋束
長強
腰俞
陽關
命門
懸樞
脊中
中樞

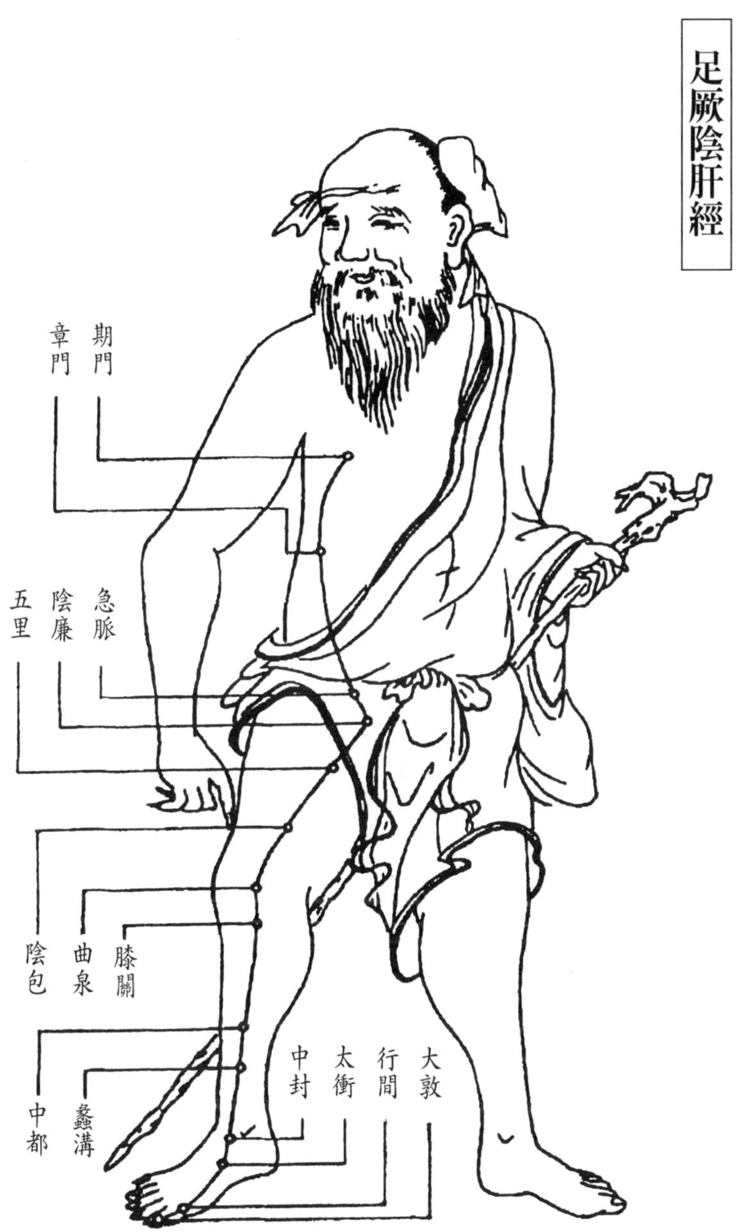
足厥陰肝經
期門
章門
急脈
陰廉
五里
陰包
曲泉
膝關
中都
蠡溝
大敦
行間
太衝
中封

足少陰腎經

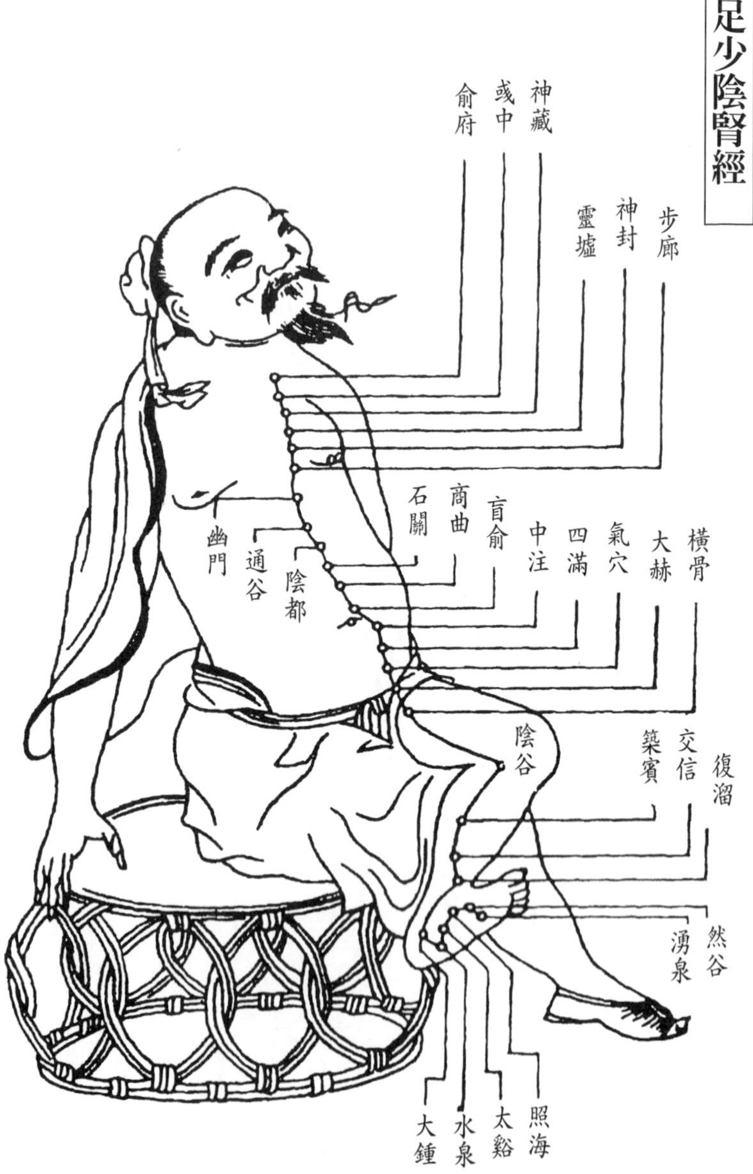

俞府
彧中
神藏
靈墟
神封
步廊
幽門
通谷
陰都
石關
商曲
盲俞
中注
四滿
氣穴
大赫
橫骨
陰谷
築賓
交信
復溜
湧泉
然谷
大鍾
水泉
太谿
照海

足太陰脾經

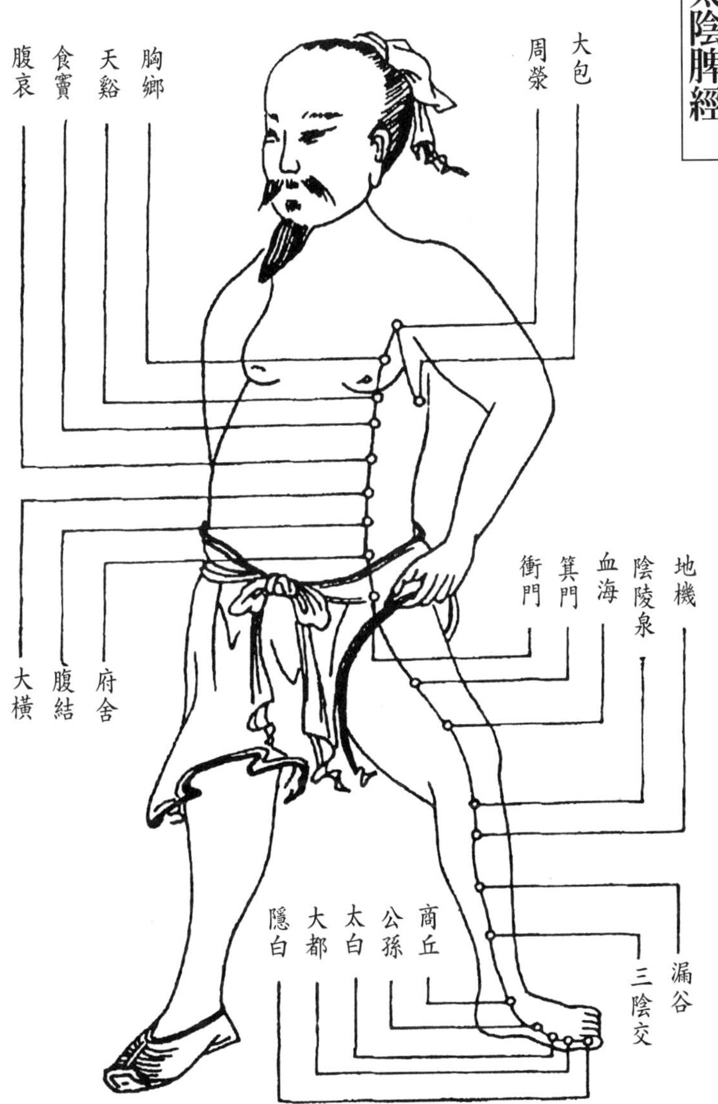

手太陰肺經

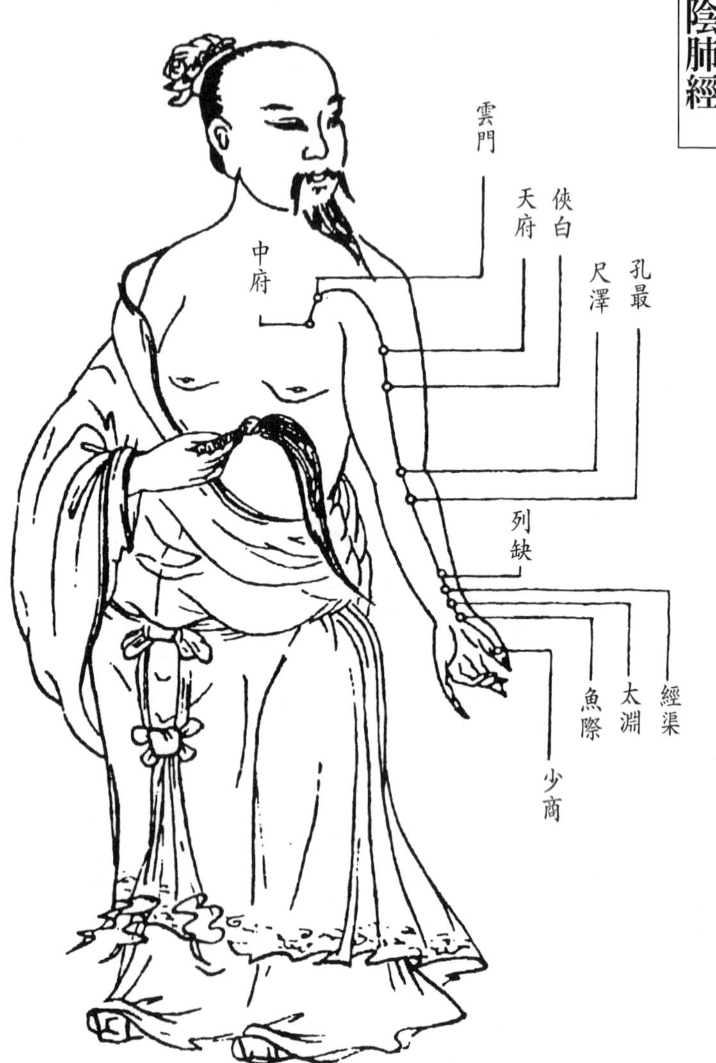

足陽明胃經

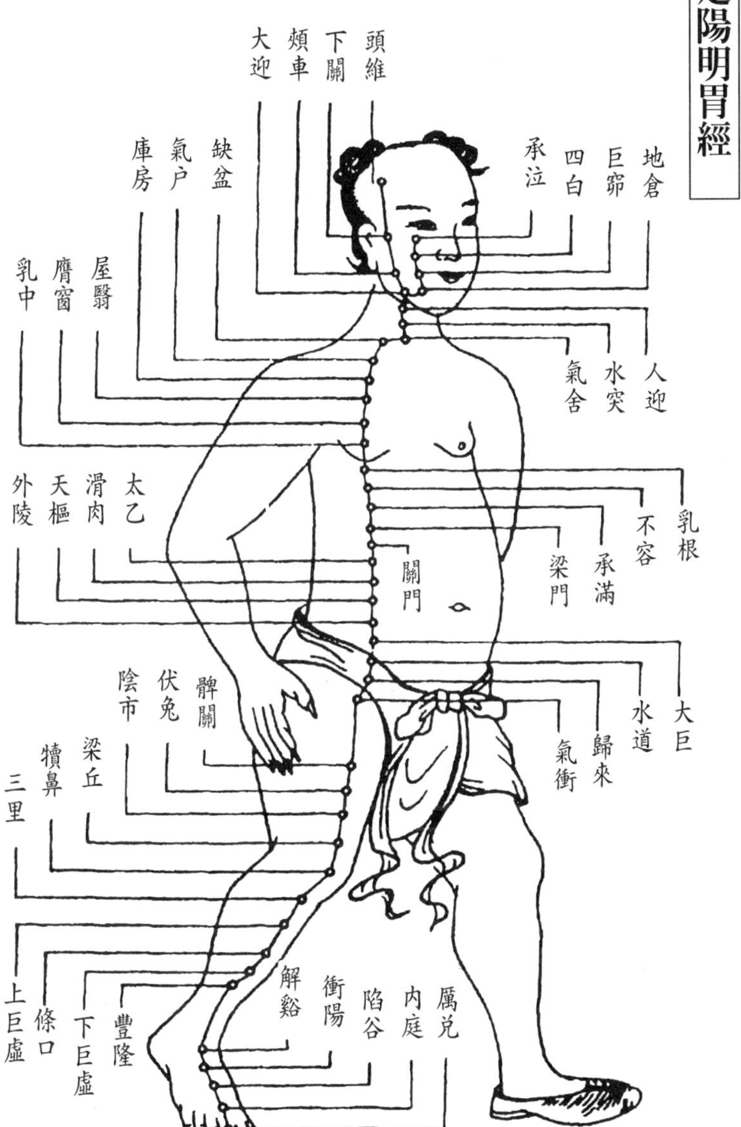

頭維
下關
頰車
大迎
地倉
巨窌
四白
承泣
缺盆
氣户
庫房
屋翳
膺窗
乳中
人迎
水突
氣舍
太乙
滑肉
天樞
外陵
乳根
不容
承滿
梁門
關門
大巨
水道
歸來
氣衝
髀關
伏兔
陰市
梁丘
犢鼻
三里
上巨虚
條口
下巨虚
豐隆
解谿
衝陽
陷谷
内庭
厲兑

足少陽膽經

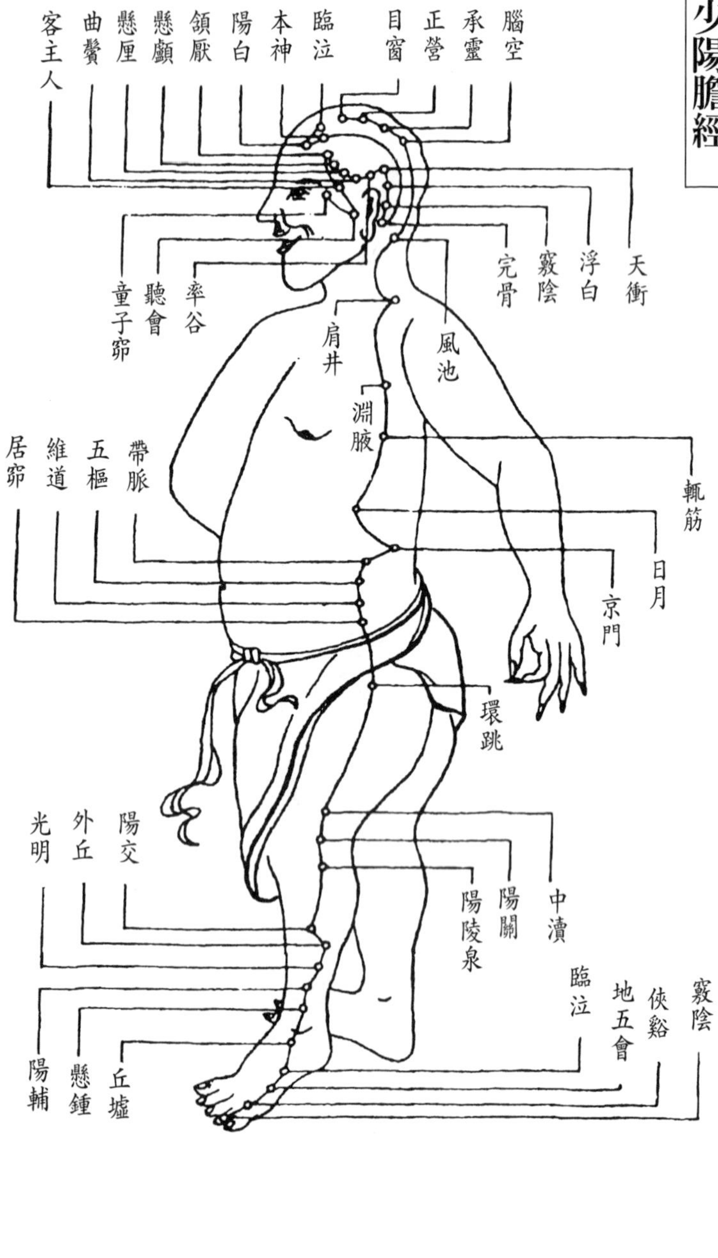

腦空
承靈
正營
目窗
臨泣
本神
陽白
頷厭
懸顱
懸厘
曲鬢
客主人
天衝
浮白
竅陰
完骨
率谷
聽會
童子窌
肩井
風池
淵腋
輒筋
日月
京門
帶脈
五樞
維道
居窌
環跳
陽交
外丘
光明
中瀆
陽關
陽陵泉
竅陰
俠谿
地五會
臨泣
丘墟
懸鍾
陽輔

足太陽膀胱經

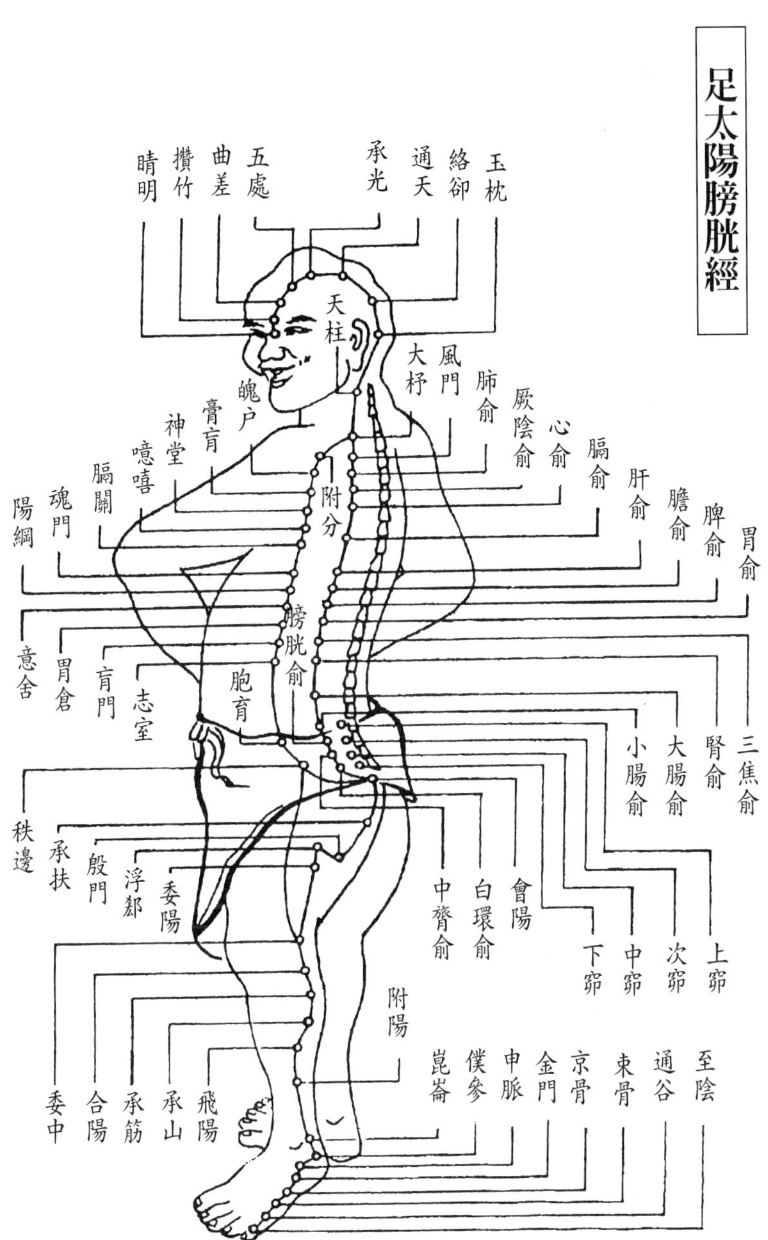

睛明
攢竹
曲差
五處
承光
通天
絡卻
玉枕
天柱
大杼
風門
肺俞
厥陰俞
心俞
膈俞
肝俞
膽俞
脾俞
胃俞
魄户
膏肓
神堂
譩譆
膈關
魂門
陽綱
附分
意舍
胃倉
肓門
志室
膀胱俞
胞肓
三焦俞
腎俞
大腸俞
小腸俞
秩邊
承扶
殷門
浮郄
委陽
中膂俞
白環俞
會陽
下窌
中窌
次窌
上窌
附陽
委中
合陽
承筋
承山
飛陽
崑崙
僕參
申脈
金門
京骨
束骨
通谷
至陰

手陽明大腸經

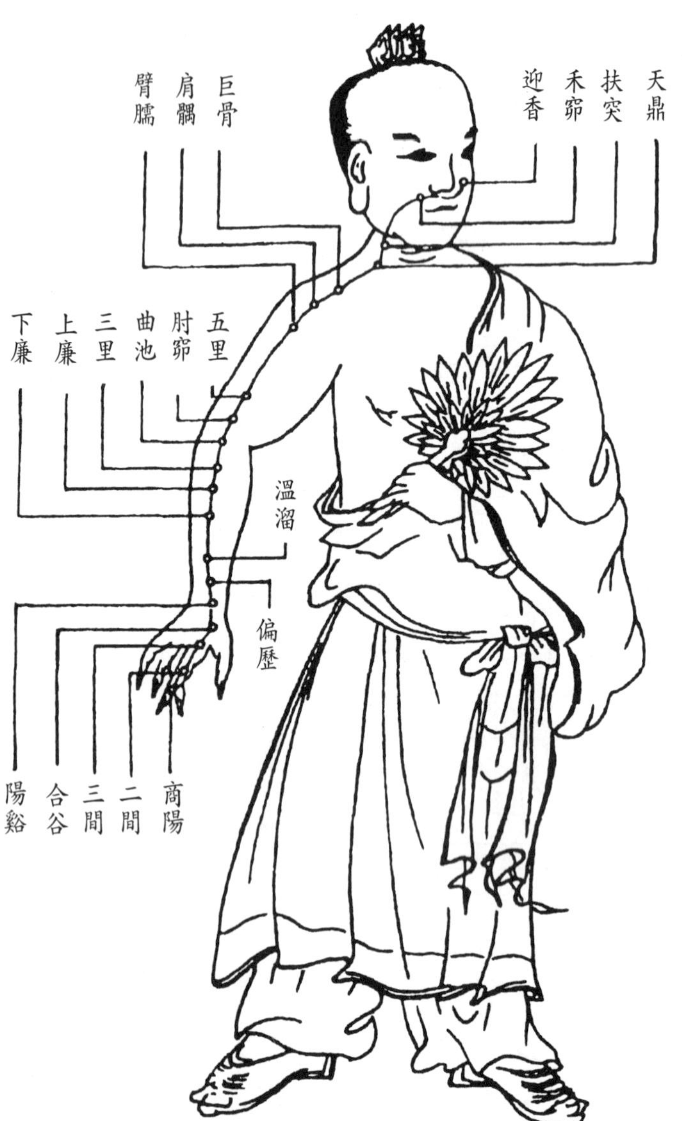

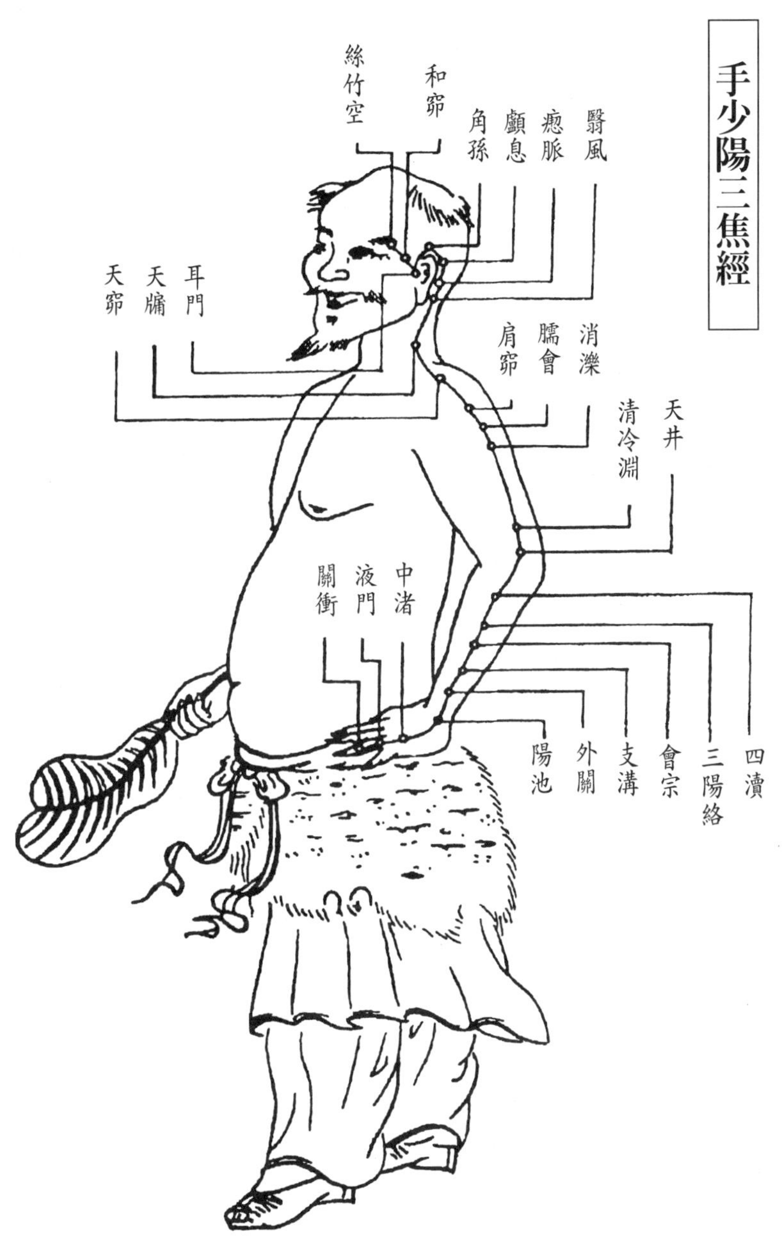

手少陽三焦經
翳風
瘈脈
顱息
角孫
和窌
絲竹空
耳門
天牖
天窌
消濼
臑會
肩窌
天井
清冷淵
中渚
液門
關衝
四瀆
三陽絡
會宗
支溝
外關
陽池

手太陽小腸經

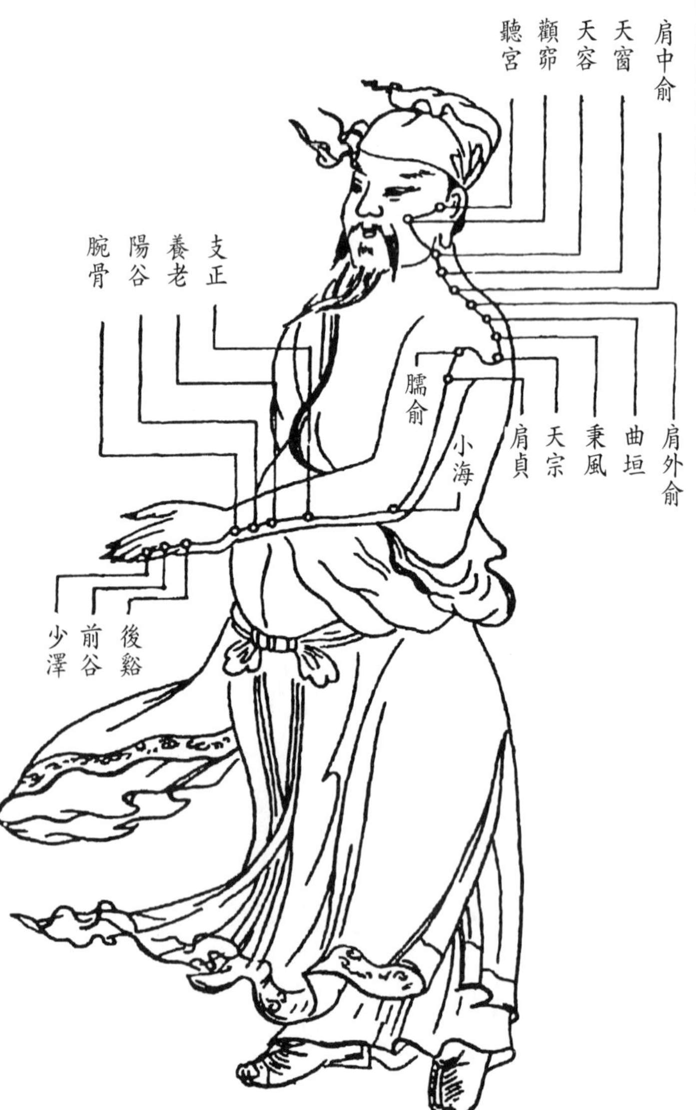

手厥陰心包絡經

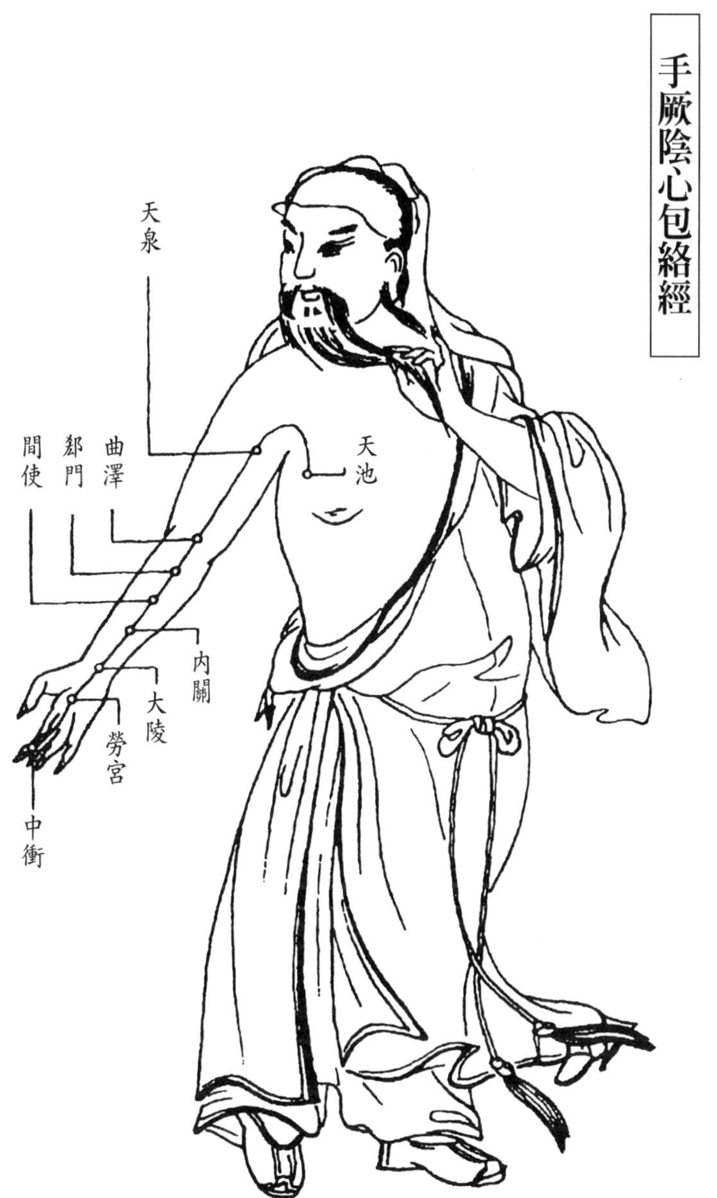

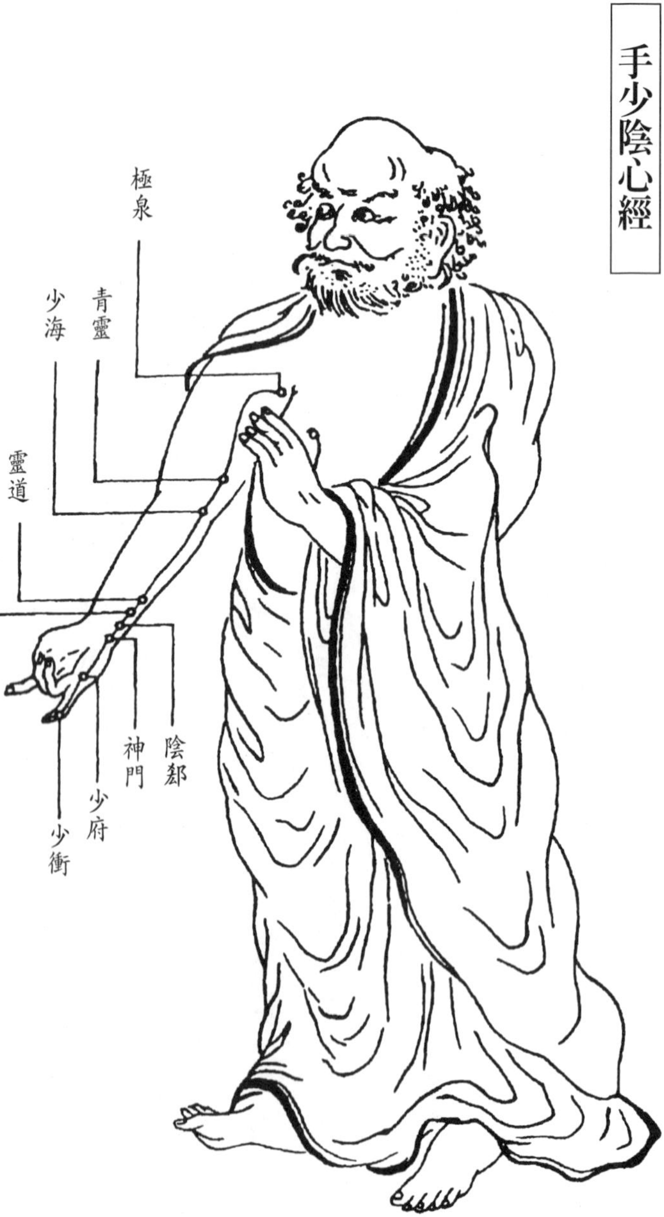

手少陰心經

極泉
青靈
少海
靈道
通里
陰郄
神門
少府
少衝

LOCUS

LOCUS